자폐증·아스퍼거증후군 완전정복을 위한
통합치료 지침서

자폐,
이겨낼 수 있어

자폐증·아스퍼거증후군 완전정복을 위한 통합치료 지침서

자폐, 이겨낼 수 있어

아이토마토한방병원 대표원장 **김문주** 지음

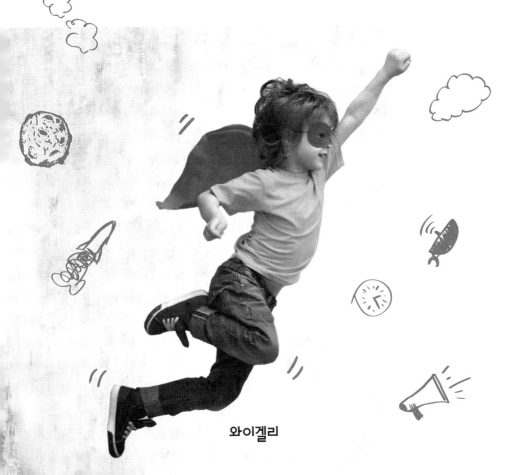

와이겔리

머리말

필자는 자폐스펙트럼장애라고 불리는 자폐증·아스퍼거증후군의 완치가 가능하다고 믿는 사람이다. 필자는 이것이 실체성이 부족한 종교적인 믿음이 아니라 실체가 있고 객관적으로 실현이 가능한 과학적인 믿음이라고 생각하고 있다.

현대사회에서 이런 필자의 믿음은 근거 없는 미신 취급을 받고 있다. 그러나 과거에는 지구가 태양 주위를 돈다는 지동설이 미신 취급을 받기도 했다. 진화론이 통념을 벗어난 이단적 주장으로 취급되던 때도 있었다. 자신들의 경험에만 매몰된 사람들이 주류를 이루어 담론을 형성하게 된다면, 이렇듯 과학은 그들의 경험적인 한계에 갇히고 만다. 다수의 경험적인 한계가 곧 권력이 되는 것이다.

자폐증의 완치를 미신 취급하는 풍조는 최근 한국에서 재차 문제가 되었다. 국민건강보험공단에서 영유아검진을 독려하며 보낸 안내장이 문제였다. 안내장은 "자폐, 조기 치료로 완치 가능한 질병입니다.", "자폐는 불치병이 아닙니다.", "우리 모두의 관심으로 조기 발견·치료를 하면 완치할 수 있습니다."라는 문구로 자폐를 설명하고 있었다. 이를 두고 전국장애인부모연대는 "자폐를 완치할 수 있다는 주장은 과학적으로 검증되지 않는 가설"로 이를 "온 국민이 보는 안내문에 싣는다는 것은 국가적 망신"이라고 규탄했다.

건강보험공단이 좀 더 영특했다면 이렇게 표현했어야 한다. "자폐, 조기 치료로 완치에 가깝게 치료 가능한 질병입니다.", "자폐는 불치병이 아닙니다.", "우리 모두의 관심으로 조기 발견·치료를 하면 완치에 가깝게 할 수 있습니다." 이렇게 표현했다면 국가기관이 자폐증 완치 불가능을 굳세게 믿는 사람들로부터 공격당하는 안타까운 상황은 피할 수 있었을 것이다.

사실 이는 말장난에 가깝다. 완치는 안 된다고 믿지만 완치에 가깝게 될 수 있다는 주장은 부정하지 못한다. 자폐증에서 탈출하여 정상 생활을 하는 수많은 사람들이 존재하기 때문이다. 완치는 미신인데 완치에 가깝다는 것은 미신이 아니라는 생각은 좀 우습지 않은가.

자폐증 아동을 자녀로 둔 부모라면 이해할 것이다. 그들이 바라는 것은 완치냐 아니냐는 개념상의 정리가 아니라 자녀가 완치에 가까운 상태가 되어 무리 없이 일상생활을 하는 것이다. 데보라 페인(Deborah Fein) 교수는 자폐증 환자가 완치에 가깝게 치료되어 무리 없이 일상생활을 영위하는 이런 상태를 'Optimal Outcome(최적의 상태 발현)'이라고 정식화하기도 하였다.

필자는 자폐증을 탈출하여 정상 생활을 하는 사람들의 사례를 직간접적으로 다수 경험하였다. 그리고 필자의 진료실에서 정상적으로 성장해 가는 많은 자폐증 아동들을 봐왔다. 어떻게 그들이 정상적인 발달 경과를 보이게 되는지 그 비밀을 우리는 다 알지 못한다. 그렇지만 그런 일이 실제로 일어난다는 사실만은 분명하다.

자폐는 치료 가능하다. 완치에 가까운 상태로 치료 가능하다. 조기에 치료하면 거의 대부분 그렇다. 늦게 치료해도 한계가 있을 뿐 자폐는 노력한 만큼 호전되는 질환이다. 필자는 이 사실을 입증하기 위해 노력할 것이다. 이 책은 그 노력의 첫 번째 결과물이다.

필자에게도 까치발을 하고 물건을 일렬로 세우길 즐겨하던 아들이 있다. 아들은 다섯살이 되도록 말을 하지 않았었다. 그 아들이 필자의 가장 큰 스승이다. 아내는 아이 중심적 입장을 견지하며 아들을 키워냈다. 아내는 인내심을 가지고 대화하며 끝까지 아이를 기다려주었다. 참으로 대단하다 생각한다. 책을 쓰는 수고는 필자가 했지만 그 내용의 대부분은 이 두 사람이 만든 것이나 다름없다. 아들과 아내는 이 책의 공동 저자이다.

2017년 8월 송도에서 김문주

차 례

3장 자폐증 아이들 이해하기

4장 자폐스펙트럼장애와 감각처리장애

7장 자페스펙트럼장애의 치료 가능성과 미래

1장

자폐증은
완치
가능하다

자폐증은 완치가 안 되는 불치병인가?

필자는 얼마 전부터 "자폐증 완치 가능한가?"라는 주제로 부모 교육용 강좌를 진행하고 있다. 강좌 참여를 독력하는 인터넷 홍보물에 엄청나게 많은 악성 댓글들이 달렸다. 자폐증은 완치 불가능한 질환인데 완치라는 용어를 사용해 사기를 친다는 식의 비난이 대부분이었다. 의사뿐 아니라 언어·심리 분야의 각종 치료사, 환자의 보호자에 이르기까지 한결같았다. 한국 사회에서 자폐증은 불치병이라고 합의가 된 듯 필자의 주장은 아주 손쉽게 매도되었다.

그러나 미국의 분위기는 사뭇 다르다. 자폐증 치료에 오랫동안 종사해온 행동치료사들은 쉽게 자폐증 완치를 이야기한다. 자신들의 치료를 통하여 완치된 아이들이 숱하게 많기 때문에 경험을 바탕으로 자신 있게 자폐증 완치를 이야기하는 것이다. 물론 미국의 의사들은 아직 자폐증 완치를 공언하지는 않았지만, 자폐증 완치를 주장하는 행동치료사들의 성과를 부정하지도 않는다.

자폐증의 조기 진단과 그에 따른 조기 개입이 이루어지면 자폐증 증세의 현격한 개선이 가능하다는 것은 미국 사회에서 이미 공론화된 이야기다. 이에 기초하여 2013년에는 조기 발견 시 완치도 가능하다는 연구 결과와 사례 발표가 미국 국립정신건강연구소(NIMH)에 의해 이루어졌다.

자폐스펙트럼장애라 불리는 자폐증은 매우 독특한 질환이다. 뇌조직의 기질적 이상으로 발생하는 것이 분명함에도 불구하고 어릴 적 조기 치료를 하면 대부분 호전되는 경과를 확인할 수 있다. 또한 치료로 호전된 이후에도 다시 악화되거나 퇴행되는 사례는 거의 없이 발전된 상태를 유지하게 된다. 이는 어릴 적 치료하면 자폐증적인 뇌조직의 기질적 변화가 가능하다는 것을 의미한다.

게다가 자폐증의 뇌조직은 성인이 된 상태에서도 학습 발달을 지속할 수 있는 것으로 알려져 있다. 자폐증을 오랫동안 연구해온 스탠리 그린스판(Stanley Greenspan) 박사에 의하면 일반인의 학습곡선은 어릴 적 최정점에 이르지만, 자폐증 환자들은 40대를 넘어 심지어는 60대까지도 지속적인 발전한다고 한다. 이런 특징 때문에 성인자폐증도 꾸준히 치료하면 완치까지는 아니라도 상당한 정도로 의사소통력 및 언어능력을 발달시킬 수 있다. 이런 현상은 기성의 뇌 발달 패턴과는 전혀 다른 현상들이다.

자폐증에 완치라는 용어를 사용하는 것을 기피하는 한국 사회의

자폐, 이거낼 수 있어

현실은 자폐증에 대한 매우 낙후한 인식의 결과이다. 다시 한 번 강조하지만, 자폐증은 조기 발견하여 조기 치료하면 완치 가능성이 매우 높은 질환이다. 비록 늦게 발견된 경우라도 적절한 치료를 지속한다면 사회생활에 큰 불편이 없을 정도의 기능 개선도 가능한 질환이다.

자폐증의 완치를 향한 노력은 여전히 필요하다. 그러므로 완치라는 용어는 기피할 것이 아니라 오히려 권장되어야 할 것이다.

자폐증 완치의 기준은 무엇인가?

자폐증은 평생 지속된다는 기성의 지식은 점차 무너져 내리고 있다. 자폐증의 진단을 벗어난 상태의 치료 보고가 지속적으로 증가하고 있기 때문이다. 그러나 자폐증을 벗어난 완치 상태는 어떤 상태이며 무엇으로 그것을 평가할 것인지는 논란이 계속되고 있다.

이 문제를 해결하기 위하여 미국 코네티컷대학의 데보라 페인(Deborah Fein) 교수는 자폐증을 벗어난 상태를 'Optimal Outcome(최적의 상태 발현)'이라 개념 짓고, 이를 다음과 같이 규정하였다.

> Optimal Outcome이란 정상 범위의 IQ를 나타내며, 자폐 진단기준에서 벗어난 상태이고, 일반 학교에 다니며 정상적인 친구 관계를 형성하는 상태

즉 'Optimal Outcome'은 아주 복잡한 상황에서는 상호작용에 미묘한 이상이 있을 수 있지만 대체로 정상 생활을 하는 데 이상이 없는 상태를 의미하니 이를 자폐증 완치라 번역해도 무방할 것이다. 데보라 페인 교수는 자폐증이 완치되었다고 보고된 34명의 데이터를 상기한 기준으로 평가하여 보았다. 그리고 과거 진료 기록과의 비교 분석은 물론 정상 아동군 34명과의 비교 분석까지 진행하였다. 그 결과 세 명이 안면인식에서 평균 이하의 점수를 받은 것 외에는 거의 모든 영역에서 정상적인 발달 아동군과 차이가 없었다. 즉 34명의 아동이 자폐증 상태에서 완치되었음을 확인한 것이다. 데보라 페인 교수 연구진은 그 결과를 2013년도 『소아심리정신의학회지』에 발표하였다.

데보라 페인 교수의 논문을 통해서 자폐증이 완치 가능하다는 것은 입증이 되었지만 아직 자폐 완치율에 대한 통계는 미지수이다. 다만 현재까지의 보고를 종합하면 자폐증 환자의 10~20% 정도가 Optimal Outcome에 도달하는 것으로 조사되고 있다. 개중에는 특정 치료에 의존한 사람도 있지만 일부는 자연 방치 상태도 포함되어 있다. 자연 방치와 자연 호전된 수치를 포함한다는 것을 감안하여 생각해보면 적절한 치료가 결합됐을 때 자폐증의 완치율은 현격하게 높아질 수 있음을 암시하고 있다.

치료가 잘 된다 해도 자폐적인 기질이 없어지는 것은 아니다. 페인 교수의 조사에도 나타나지만 안면인식능력이 약간 떨어질 수도 있고, 복잡하고 미묘한 상황에서는 사회적 판단이 미숙할 수도 있

자폐, 이겨낼 수 있어

다. 그러나 자폐 진단의 기준을 벗어나 정상적인 아이큐를 지니고, 일반 학교에서 정상적인 교우 관계를 유지할 수 있는 Optimal Outcome 상태를 자폐 완치의 기준으로 삼아 평가한다면 이는 합리적인 기준이 될 것이다.

그러므로 자폐증을 치료하는 사람이라면 환자가 약간의 호전이 아니라 완치 상태라 할 수 있는 Optimal Outcome 상태에 이르는 것을 목표로 해야 한다. 자폐 아동을 둔 부모는 치료센터를 찾을 때 꼭 질문을 해야 한다. 약간의 호전을 자폐증 치료의 목표로 하는지 아니면 Optimal Outcome 상태를 목표로 하는지 확인해야 한다.

필수 핵심 정보 1

자폐증 완치를 보고한 논문들

1987년 UCLA의 이바 로바스(O. Ivar Lovaas) 교수는 자폐증이 치료 가능하다는 논문을 최초로 보고하였다. 심리학자인 로바스 교수의 주도로 기획된 '어린이 자폐 프로젝트(Young Autism Project)'라는 실험의 결과가 미국『임상심리학저널』에 발표된 것이다.

이바 로바스 교수의 지도에 따라 심리학과 학생들과 대학원생들이 치료사로 참여한 이 프로젝트는 아주 어린 자폐아들을 일대일 ABA(Applied Behavior Analysis)*로 훈련시키는 것으로 2년간 진행되었다. 연구에 참여한 자폐 아동은 19명이었다. 주 40시간이라는 강도 높은 치료 과정을 2년간 진행하자 89%에 해당하는 17명에게는 상당한 발전이 있었으며, 47%에 해당하는 9명은 정상 기능에 도달하게 되었다고 한다.

반면 치료를 진행하지 않거나 주 10시간 미만의 치료를 받은 비교 대상 집단은 한 명만이 교육을 받을 수 있는 정상 범위에 도달했다고 한다. 치료 종료 후 추적 조사에서도 정상 기능에 도달한 아이들은 별다른 도움 없이 학교생활을 하고 있음을 확인할 수 있었다. 하나 이후 발표된 ABA 치료 효과 논문들은 20% 가량의 성과를 보고하면서 이바 로바스의 논문은 과장된 것이라는 평가를 받게 된다. 그러나 ABA를 통하여 자폐증을 완치에 가까운 상태로 만들 수 있다는 사실 자체를 부정하지는 못한다.

이후 아주 의미 있는 논문이 1997년 미국 조지워싱턴대학의 소아정신과 의사인 스탠리 그린스판(Stanley Greenspan)에 의하여 발표되었다. 그린스판은 ABA식의 행동치료를 반대하며 아동 중심의 발달치료법인 FLOORTIME적 행동치료 방식을 시행하여 왔다. 8년간 치료를 진행한 200명의 자료를 분석한 결과 58%의 아동들이 아주 우수한 치료 경과

---

*ABA에 대해서는 6장(p. 201~)에 자세히 설명되어 있다. ―편집자 주

자폐, 이거낼 수 있어

를 보였다고 보고하였다. 우수한 치료 결과의 기준은 2년간 치료 시 아동이 CARS(아동기 자폐증 평정척도)에서 비자폐 범주로 분류된 경우이다. 또한 호전된 아이들은 사회적 관계를 형성하는 데 숙달된 상태를 보였으며 자기몰입과 자기자극 현상이 소실되었다고 보고하였다.

필자는 이 논문 보고에 기초하여 치료사들을 미국 내 FLOORTIME 치료사 양성 과정을 이수시키고, 국내 최초로 FLOORTIME적 방식을 자폐 치료 과정에 전면적으로 적용하여 구현하고 있다.

자폐증 치료의 유효성과 평가 기준

자폐증의 치료 목표를 Optimal Outcome으로 해도 정작 중요한 것은 제대로 치료가 진행되는지를 확인하는 것이다. 목표만 거창할 뿐 정작 치료가 목표에 다가가지 못하는 지지부진한 정체 상태라면 이는 적절한 치료라 할 수 없다.

부모들 중에는 흔히 진행되는 언어치료나 놀이치료 등을 통해서 아이가 약간이라도 좋아지면 이를 긍정적인 신호로 삼아 희망적인 기대를 갖는 경우가 많다. 치료사 또한 자신의 치료가 아동의 상태를 호전시키는지 정체시키는지 제대로 평가하지 못하는 경우가 너무 많다. 놀이치료나 인지치료 후에 아이가 착석이 가능해졌다는 것을 호전의 징표로 삼는 일이 그렇다. 물론 아동의 사회성이 증가하여 착석이 가능하다면 이는 자폐증 치료의 징후로 볼 수 있다. 그러나 강압적인 훈련의 결과로 아동이 부모나 선생의 지시에 반사적으로 착석한다면 이는 치료 성과와는 무관한 왜곡 현상일 뿐이다.

아이의 발화(發話)가 증가하는 것도 마찬가지다. 이 역시 아동의 감정적 공감과 교류가 증가하며 발화가 된다면 모를까 많은 경우 기계적인 반향어(反響語, echolalia)가 나오는 것을 자폐증의 호전인 듯 착각한다. 자폐 아동들의 무발화가 언어능력의 무능력을 의미하지는 않는다. 특정 조건이 되면 자폐 아동들은 보통의 사회성 발달단계를 넘는 발화를 하기 때문에 반향어의 등장을 자폐증의 호전이라 평가할 근거는 없다.

가장 흔하고 또 중요하게 자폐증의 치료 징표로 삼는 것은 아이의 눈맞춤이 증가하였다는 것이다. 이 경우 아이의 자폐증이 호전된 결과로 여겨 만족스러운 평가를 한다. 물론 눈맞춤의 증가는 자폐증 호전의 결정적 지표가 될 수 있다. 그러나 명심해야 하는 것은 중중 자폐 아동이라도 성장해 가며 눈맞춤이 증가하는 경향이 있다는 것이다.

그러므로 눈맞춤이 증가해도 자연 경과의 증가인지, 아니면 자폐증 호전의 결과인지 여부는 엄밀히 따져봐야 한다. 이를 가장 간명하게 평가하는 방법은 정상 아동의 사회성 발달단계와 경과 시간과 비교하는 것이다.

아동의 사회성 발달단계에 비추어 보면 탄생으로부터 눈맞춤이

자폐, 이겨낼 수 있어

이루어지는 시기는 늦어도 3개월을 경과한 이후다. 또한 눈맞춤 상태에서 사회적인 미소를 띠게 되는 시기는 생후 6개월 정도이다. 그리고 사물보다 사람과의 관계에 더 관심을 가지는 시기인 공동주의적 시기는 늦어도 18개월이 경과한 시기다.

누군가 치료 후에 10개월이 경과하여 눈맞춤이 약간 좋아졌다며 치료가 잘된 것이라 주장한다면 이는 어불성설이다. 눈맞춤이 없는 아동이 3개월 이내에 눈맞춤이 만들어지지 못한다면 그 치료는 사실상 실패하고 있는 상태인 것이다.

이렇게 아동의 사회성 발달수준을 적절하게 평가한 기초 위에서 자연 경과의 발달과 유사한 발달 속도를 보이면 제대로 된 치료인 것이다. 그런 치료 경과를 꾸준히 유지한다면 완치 상태에 가까운 치료 경과를 밟고 있는 것이다. 그렇지 못하다면 자폐증은 치료되고 있는 것이 아니라 정체나 퇴행, 고착에 머무르고 있는 것이다.

자폐증을 완치시킨 엄마와의 만남

얼마 전 매우 독특한 환아(患兒)의 부모를 만나게 되었다. 자신의 아이가 자폐증이었다며 발달상태를 평가받고 싶다고 진료를 의뢰했다. 아이는 네 돌을 약간 넘은 남아였는데 외견상 매우 정상적인 상태였다. 언어도 유창했고, 눈맞춤과 상호작용도 아주 무난했다. 다만 나이에 어울리지 않게 성인들의 규격화된 언어를 사용해 어색한 말투를 보였다.

이는 아스퍼거증후군 아동들에게서 잘 관찰되는 증세다. 발달이 잘 이루어진 아이지만 말투와 행동에서 자폐스펙트럼장애의 흔적을 느낄 수 있었다. 보호자인 엄마는 긴 시간 아이의 병력을 들려주었는데, 깜짝 놀랄 만한 이야기들이었다.

> 아이가 자폐증이 있다는 것을 처음 알게 된 것은 백일 사진을 촬영한 사진사 때문이었다. 사진사는 아이가 눈맞춤이 안 되고 아이의 집중을 유도할 수가 없으니 아이에게 이상이 있는 것 같다고 알려주었다. 이후 생후 7~8개월이 되면서 호명반응과 눈맞춤이 안 되는 것을 알고는 인근 소아과에서 발달상 문제가 있다는 것을 확인했다고 한다.
>
> 이후 유명한 자폐 전문 병원을 찾아 치료를 의뢰하니 생후 18개월이 지난 다음에 오라고 했다고 한다. 조기 발견과 조기

치료가 중요하다고 하면서 10개월 더 지난 다음에 오라고 하는 의사에게 부모는 분노와 좌절감을 동시에 느꼈다고 했다.

부부는 의료진들에게 기대서는 얻을 것이 없다는 것을 직시하고 결국 스스로 아이를 고칠 수밖에 없다고 생각해 생계를 잠시 접고 전적으로 아이의 치료에 몰두했다고 한다.

부부는 자폐에 좋다고 하는 치료법을 하나씩 섭렵해 가기 시작했다. ABA적인 행동치료법을 스스로 시행하고 FLOORTIME적인 접근법도 시행했다. 그 외에 효과 있다는 청지각 치료법도 결합하고 대체의학적인 접근도 시행했다. 그러다 24개월경 소아정신과 의사에게 아이가 정상 범위라는 판정을 받게 되었다. 이후에도 치료를 지속해 현재 상태에 이르렀다고 한다. 이제는 아이가 좋아져 다시 생업에 복귀한 상태라고 했다.

자력으로 중증 자폐 아동을 호전시킨 부부의 열정이 놀랍기도 했지만 더욱 놀라운 것은 자폐증의 완치 가능성을 설파하는 그들의 확신이었다. 필자 역시 자폐증은 조기 치료하면 완치에 가까운 상태를 만들 수 있다는 것을 알고 있지만, 이렇게 의료인의 도움 없이 가정 내에서 부모의 힘만으로 호전시킨 사례를 보니 더욱 감동적이었다.

부부가 특별히 필자를 찾아온 이유도 자폐증을 이해하고 대하는 태도가 자신들과 일치해 신뢰감이 생겼기 때문이라고 했다. 아이는 치료가 필요한 상태를 넘어 매우 정상적인 상태였다. 부부가 지금처럼만 한다면 아이는 아주 정상적이며 유능한 아이가 될 것이라 이야기해주고 상담을 마쳤다.

이처럼 자폐증은 치료가 가능한 질환이다. 다만 합리적인 방법으로 전력을 기울여 노력해야만 한다. 자폐증의 치료는 힘들 뿐이지 길이 없는 것은 아니다.

2장

자폐증 치료의 현황

자폐증에 전혀 대책 없는 병원들

자폐증은 의료 사각지대에 놓인 질환이다. 자폐증 환자를 위하여 병원의 의사들이 해줄 수 있는 것은 거의 없다. 자폐증 자체를 호전시키는 방법은 전혀 없고 상동행동*이 심한 경우 진정제를 사용하는 정도가 최선의 의료 행위다. 이처럼 자폐증 환자가 병원 치료를 목적으로 한다면 유효성이 떨어지기에 의료 혜택에서 배제된 의료 사각지대에 존재한다고 한 것이다.

이는 대형병원 내에 자폐증을 전담하는 의료인의 숫자를 보면 더욱 명확하다. 자폐증은 100명당 한두 명의 발병률을 보이는데 이는 결코 적은 숫자가 아니다. 비슷한 발병률을 보이는 간질(뇌전

---

*주로 자폐성 장애아동들이 보이는 특이한 반복 동작이나 스스로 특정 감각 자극을 빈번하게 만들어내며 흥미를 보이는 행동을 말한다. 자세한 내용은 64쪽 각주를 참고.

증)의 경우 치료에 종사하는 전문의가 대형병원의 경우 10여 명에 이른다. 반면 자폐증을 치료하는 전문의의 경우는 한두 명 수준이며 그것도 일주일에 한두 타임을 진료하는 게 전부다. 환자에게 해줄 게 없으니 병원 내에 의사도 구색 맞추기식으로 제한적인 숫자만 있는 것이다.

병원의 의사가 자폐증 환자에게 해줄 수 있는 것 중 가치 있는 일은 의학적인 진단이 대부분이다. 문제가 있는 환자가 자폐증인지 아닌지 진단을 하고 나면 그들의 역할은 사실상 끝이 난다. 물론 자폐증 진단은 매우 중요하다. 자폐증 진단은 숙달되고 전문 지식이 있는 사람의 관찰을 통해서 이루어져야 하기에 의사가 진단하는 것은 타당하다. 그러나 여기서도 문제는 생긴다.

본인의 역할이 정확한 진단에 있다 보니 자폐증 확진에 걸리는 검사와 관찰의 시간이 지나치게 오래 걸린다. 자폐증은 조기에 진단하고 개입할 경우 예후가 양호함에도 불구하고 진단 자체가 늦어져 치료가 미루어지는 환자들이 제법 많은 것이다. 병원에서 좀 더 지켜보자고 하면 보호자들은 자신의 아이가 아직 자폐증이 아니라고 내심 안도하며 치료를 미루는 경우가 대부분이다.

좀 더 적극적인 의사들의 경우 확진적인 진단을 미루더라도 언어치료와 감각통합치료 내지는 놀이치료는 시작하라고 권유한다. 여기서도 문제는 발생한다. 보호자들은 의사가 처방해주는 것이니 당연히 그것이 자폐증 치료법이라 생각한다. 의사가 권유하는 프로그램을 하면 아이의 증세가 치료될 것이란 환상을 품게 되는 것이다.

자폐, 이겨낼 수 있어

따라서 치료 프로그램을 권유하는 의사들은 정확한 정보도 함께 제공해야 한다.

> "현재로는 언어치료와 감각통합치료를 권유할 수밖에 없지만 그것을 열심히 해도 자폐증을 치료할 수는 없습니다. 다만 증세를 조금 완화시켜줄 것을 기대하는 수준입니다."

현대 의학의 한계로 자폐증 치료에 의사가 할 역할이 없다는 점은 어쩔 수 없다. 그러나 정확한 정보를 조기에 제공하는 것만이라도 성실하게 이루어진다면 환자는 자구적인 고민을 시작할 수 있을 것이다.

자폐증 치료에 환상을 만드는 언어치료

아이의 자폐증을 부모가 인식하게 되는 계기 중 가장 많은 경우는 언어 지연 현상이다. 자폐증 아동의 대부분은 운동 발달이 정상적으로 이루어지거나 약간의 지연 수준이기에 그것만으로 조기에 자폐증을 발견하기는 어렵다. 그러다 3, 4세가 넘어가며 아이가 말을 못하는 것을 깨달으며 그제야 자폐증을 알아차리게 된다.

그러므로 보호자의 대부분은 자폐증의 본질을 이해하기보다는 자폐증을 언어발달장애 수준으로 대하는 경우가 대부분이다. 그래서 아주 쉽게 언어치료를 시작하고 또한 언어능력이 치료되며 아이가 정상이 될 것이란 환상을 품게 된다.

언어치료사 중에는 의사의 진단 없이 언어 지연 현상만 가지고 치료를 진행하는 경우가 적지 않은 듯하다. 의사의 진단 없이 자폐증 아이에게 언어치료를 시도하면 부모는 증세 개선이 될 것이란 기대감을 가지게 된다. 이렇게 되면 부모와 치료사 쌍방이 서로의 환상을 부추기는 격이 된다.

그러나 자폐증 환아를 두고 오랜 투병 생활을 한 보호자라면 누구나 언어치료의 한계를 알고 있다. 2~3년 인내를 가지고 언어치료를 진행하여도 실효 있는 언어 개선이 이루어지는 사례는 매우 드물다. 몇 년을 해도 부분적으로 단어 몇 개나 간단한 문장을 흉내 내듯 구사하는 정도의 개선만 있는 경우가 대부분이다.

자폐증의 언어 지연이 생기는 근본적인 원인은 언어능력의 기능적 저하가 아니다. 언어를 구사할 만한 사회적 관계 형성을 하지 못하기 때문에 문제가 생기는 것이다. 즉 자폐증의 본질은 언어발달장애가 아니라 사회성 장애다. 그러므로 사회성을 개선하면 언어능력은 저절로 개선되는 경우가 대부분이다.

현재의 언어치료법은 언어능력 습득이 불가능한 저능아들에게 언어를 반복하여 학습시키는 데 효과적이다. 또한 뇌성마비 아동들의 조음장애로 인한 언어발달장애에도 효과적인 훈련법이며 치료법이 될 수 있다. 그러나 사회성발달이 18개월 수준 정도까지 이루어지지 않은 자폐증 아동들에게 언어치료의 효과는 거의 미비한 수준이다. 사회성발달 프로그램이 선행되며 언어치료가 결합되어야 유효

자폐, 이겨낼 수 있어

성이 커진다.

더구나 문제가 되는 것은 언어 지연 현상이 있는 아동들이 별다른 진단 없이 언어치료를 받고 있다는 것이다. 우리나라의 아동발달치료에는 의료인이 경합하지 않은 사설센터가 범람하고 있는 실정이다. 그러므로 의사의 진단이나 처방 없이 언어치료를 받을 수 있는 공간은 매우 많다.

언어 지연도 원인을 분명히 하는 진단이 선행되어야 한다. 소아의 언어장애 중에는 자폐스펙트럼장애로 인한 경우가 다수 존재한다. 이런 경우 언어치료에만 머물며 아이의 호전을 기대하는 것은 어불성설이다. 언어치료사 역시 정확한 진단을 받을 것을 권유해야 한다. 그리고 자폐증 아이라면 본인이 도움을 줄 수 있는 수준을 명확히 알려주어야 한다. 자폐증 아동들의 단순한 발화는 도울 수 있겠지만 전반적인 언어발달과 정상화는 불가능하다고 아주 명확히 해야 서로 오해와 환상이 없게 된다.

발화율 99%의 비밀

발화 전문을 표방하는 자폐치료센터의 자료를 본 적이 있다. 내용을 보니 행동치료법적으로 발화를 유도하는 치료 방식이라는 측면에서 ABA적 기법과 유사하다. 다만 ABA에서는 강화물*을 중시 여기는 반면 이곳은 제재를 중히 여기는 방식인지라 아동학대 논란이 따를 만한 치료법이다. 아니나 다를까 인터넷상에서 부모들에 의하여 호통발화, 강제발화라고 비난의 대상이 되기도 했다.

발화가 자폐증 치료의 핵심 내용이 아님에도 불구하고 발화에 집착하는 것을 보니 전문적인 인식이 부족한 탓으로 보인다. 치료자가 의학이나 심리학은 둘째 치고 언어치료사 과정도 전혀 교육받지 않은 일반인이니 그런 것이 당연하게 생각되었다.

발화를 자폐증 치료의 척도로 삼는 이상행동은 전문가들에게서도 나타난다. 자폐증 치료의 전문기관으로 공인되어 ABA 행동치료를 하는 곳에서 '발화율 90%'를 자랑삼아 홍보한다고 한다. 이 정도면 자폐증 치료를 발화와 등치시키는 것에 가깝다.

언어 지연이 자폐증의 핵심 증세 중 하나이기에 부모들이 언어발달에 집착하는 것은 당연하다. 특히나 말을 전혀 안 하는 무발화 상태의 자

---

*반응할 확률을 증가시키는 모든 자극을 일컫는 말. —편집자 주

　　　　　　　　　　　　　　자폐, 이겨낼 수 있어

폐증 아이들이 많다 보니 부모들이 발화에 집착하는 것도 인지상정이다. 그러나 치료를 하는 전문가가 발화에 집착하여 홍보하는 것은 너무 황당한 수준이라 평가할 가치도 없다.

자폐 아동이 언어표현을 못하는 것은 발화 능력 자체가 없어서가 아니다. 발화를 할 수 있는 언어적인 능력은 갖추고 있지만 이를 사회적인 관계 속에서 표현하는 법을 모르기 때문에 언어 지연 현상이 나타난다.

그러므로 아동에게 적절한 사회적 자극만 가해진다면 발화는 아주 짧은 시간 내에 쉽게 유도할 수 있다. 필자가 운영하는 한방병원인 '아이토마토'에서 진행하는 FLOORTIME적인 치료 과정은 아동의 사회적 자발성을 유도하는 자극을 주기에 단시간 내에 자연 발화가 되는 것을 금방 확인할 수 있다. 무발화증의 자폐증 아이라도 거의 대부분이 한두 달 내에 자연 발화가 이루어진다. 발화율 자체만 보자면 '아이토마토'의 발화율은 99%라 해도 무방하다.

문제는 발화가 되었다고 자폐 아동의 언어능력이 정상적인 발달 궤도를 보이는 것은 아니라는 점이다. 정상적인 언어발달은 정상적인 사회성발달 경과를 보이는 것과 비례하여 안정적으로 형성되는 것이다. 발화에 대한 무분별한 집착과 홍보는 자폐증의 근본 치료와는 거리가 있는 것임을 알아야 한다.

감각통합치료는 빛 좋은 개살구

얼마 전 자폐증 환아의 부모가 상담 중에 운동치료의 효과에 대하여 질문을 해왔다. 모처에서 자폐증을 치료하는 방법을 들어보니 좌뇌 우뇌의 균형과 감각통합치료를 강조하는데 결국은 운동치료를 한다는 것이다. 그 부모는 과연 자폐스펙트럼장애가 운동치료로 호전될 수 있느냐고 물었다. 필자의 대답은 간단하지만 단호했다.

"도움은 되지만 자폐증이 치료되는 것은 아닙니다."

자폐스펙트럼장애 진단이 내려지면 언어치료와 더불어 감각통합치료가 권유된다. 자폐증 아동은 정도 차이지만 감각분리현상이 관찰되는 것이 사실이다. 무엇보다 말초의 감각들이 과둔하거나 과민해져 있다. 이는 청각·후각·미각뿐 아니라 촉각·전정감각·고유수용성감각에 이르기까지 다양하게 나타난다.

이로 인하여 아동들은 몸을 민첩하게 움직이지 못하는 통합운동장애가 나타나기도 한다. 더불어 소근육 활동을 통합적으로 수행하기가 어려워서 운동화 끈 묶기나 단추 잠그기, 젓가락질, 연필 잡기 등 미세한 손동작에 서툰 상태가 되기도 한다. 그러므로 자폐스펙트럼장애 아동에게 감각통합치료를 진행하는 것은 너무도 당연한 것이다.

문제는 전통적인 감각통합치료법이 가지는 한계 때문에 발생한다. 자폐 아동에게 발생하는 문제들을 감각통합치료가 모두 해결해 줄 수 있다면 더 바랄 것이 있겠는가? 그러나 아쉽게도 기성의 감각통합치료법들은 주로 운동감각적인 통합을 위주로 이루어진다. 예를 들어서 그네를 타며 논다든지, 평균대에서 균형 잡기 놀이를 한다든지 하는 놀이적 운동치료를 통하여 전정감각과 고유수용성감각의 통합을 이루어낸다고 한다. 그 결과 자폐 아동은 운동능력이 안정화되기도 한다.

또 다른 감각통합적인 치료법은 실생활의 작업 능력을 향상하는 작업치료 방식으로 진행된다. 신발 끈 묶기, 배변 처리하기, 옷 입고 벗기 등의 작업을 통하여 촉각과 고유수용성감각이 통합된다고 한다. 이 과정을 통하여 자폐 아동의 손놀림이 능숙해지기도 한다.

그러나 자폐 아동의 감각분리는 이런 운동 기능과 관련된 분리가 핵심 문제가 아니다. 청각·시각·촉각·수용성감각 등 총체적인 감각분리가 자폐증을 악화시키는 것이다. 그러나 종합적인 감각통합 능력을 향상시킬 방도가 현존하는 감각통합치료법에는 매우 취약한 게 현실이다. 그런 이유로 아쉽지만, 전통적인 감각통합치료법은 사실상의 운동치료법으로 머물고 있는 것이다.

자폐 아동들의 증세는 감각분리로 만들어지는 것이 맞다. 그러나 현존하는 감각통합치료법은 자폐 아동의 운동능력을 통합시키기는 하지만 자폐 증세 자체를 호전시키지는 못한다. 그래서 필자는 이를 두고 빛 좋은 개살구라고 하는 것이다. 자폐증 치료에 감각통합치료법을 주로 내세우는 것에도 환상을 갖지 말아야 한다.

자폐증 아동의 과잉 치료를 부추기는
아동발달센터

중요 의료기관이 사실상 방치하고 있는 자폐증 치료의 빈틈을 메꾸고 있는 곳들이 속칭 아동발달센터다. 정부기관의 지원을 위주로 자폐 아동의 프로그램이 만들어지는 서구 사회는 프로그램의 운영자들이 엄격한 자격 조건을 가지고 있다. 반면 우리나라는 의료기관과 정부 모두 손을 놓고 있는 현실이다 보니 특별한 자격도 없이 설립되는 민간의 발달센터에서 자폐증 치료 프로그램을 전담하고 있는 실정이다.

실효성 여부를 떠나 의료기관에서 제공하는 언어치료와 감각통합치료만을 제공한다면 진실성에서 의심받을 일은 없다. 그러나 자폐증 치료를 위해 발달센터를 다니는 아동들은 갖가지 프로그램을 수행하게 된다. 가장 흔하게는 놀이치료부터 시작하여 미술치료·음악치료·운동치료·사회성치료에서 더 나아가 승마치료까지 나열하기 어려울 정도로 많은 프로그램이 아동에게 제공된다. 부모들은 아동의 치료에 주체로 나서기보다는 아이를 어린이집에 보내듯 발달센터에 맡긴다. 이런 부모들은 많은 프로그램을 수행할수록 아이의 자폐증이 좋아질 것이라 기대하는 듯하다. 물론 이 과정은 각 센터의 상업적인 목적에서 부추겨지고 있다. 문제는 이것들의 치료 효과가 분명하지 않다는 점이다.

놀이치료나 미술치료, 음악치료는 모두 그 도구는 다르지만 아동의 심리나 정서상의 문제점을 이완하고 해소하는 것을 목적으로 한다. 그러므로 아이에게 순전히 심리적인 문제만 있다면 이런 프로그램은 큰 도움이 된다. 그러나 자폐스펙트럼장애는 심리나 정서상의 문제로 발생하는 것이 아니다. 자폐증과 정서장애는 아무런 상관이 없으며 놀이치료식 접근이 자폐증 치료에 도움이 되지 않는다는 것은 이미 공론화되어 있다.

승마치료는 아동의 균형감각을 개선해서 운동능력을 향상하는 효과가 있다. 운동치료 역시 동일한 효과를 의도한다. 그러나 운동능력 향상과 자폐스펙트럼장애의 치료는 전혀 별개의 문제이다. 그럼에도 불구하고 일부 아동발달센터에서는 승마치료나 자연 속에서의 놀이치료가 자폐스펙트럼장애를 호전시킨다고 버젓이 광고하며 보호자들을 현혹하는 일이 비일비재하다.

무엇이든 해서 아이에게 나쁠 일은 없다. 문제는 상업적인 목적으로 치료에 대한 환상을 불러일으켜 자폐스펙트럼장애를 조기에 치료할 수 있는 기회를 박탈시키는 것이다. 무분별한 아동발달센터 운영에 대한 규제와 정화가 절실하다.

말문이 터진 영호

영호는 만 5세로 작은 체구의 귀여운 남자아이다. 아이가 무발화 상태로 36개월경 모 대학병원에서 자폐증 진단을 받았다고 한다. 이후 꽤 유명한 아동발달센터에 등록하여 언어치료를 1년 반 지속하였다고 한다. 언어치료만으로 효과를 내지 못하자 인지치료에 감각통합치료까지 병행하였으나 무발화에는 아무런 차도가 없었다고 한다.

영호의 눈맞춤은 스쳐 지나가며 아주 잠시만 머무르는 수준이었다. 수용언어는 일정 정도 이루어져서 가정 내 일상생활의 초보적인 수행은 되었다. 그러나 복잡한 언어는 이해를 못하고, 언어에 귀를 기울이지 못했다. 자발어는 거의 이루어지지 않았으며 '엄마', '밥' 정도의 단어 정도만 간혹 하는 수준이었다.

인지발달은 평균적인 수준을 유지하는 것으로 평가됐다. 퍼즐이나 레고를 잘 맞추며 유치원에서도 수업 참여를 한다고 한다. 그러나 적극적인 참여를 하지 못한 채 관찰만 하는 정도였다. 놀이도 다양한 놀이를 시도하기보다는 자신이 좋아하는 것만을 가지고 노는 수준이었다.

부모는 아이의 무발화증이 개선되기를 간절히 희망하였다. 그러나 이런 경우 아동의 사회성 개선이 선행되지 않는다면 언어치료는 거의 의미를 갖지 못한다. 아동발달의 수준이 3~4개월 정도로서 감정교류도 제대로 이루어지지 못하는 상태에서 언어발달을 기대하는 것은 무리다.

놀라운 점은 아동의 언어발달이 지연되고 있는 상태를 두고 담당 언어치료사가 아동이 쑥스러워서 말을 안 하는 것이라고 평가한 부분이다. 자폐증 아동의 언어 지연의 원인은 사회성 결여가 근본적인 원인이다. 그러므로 자폐증 자체가 치료되지 않는 한 아무리 언어치료를 한다고 해도 언어 개선이 나타나지는 않는다. 즉 아동의 눈맞춤이 증가하고, 사람과의 애착 관계의 증진과 관계 형성의 발달이 동시에 이루어져야 언어발달도 같이 되는 것이다. 자폐증 자체를 이해하지 못하는 치료사들에 의하여 치료가 주도되고 치료 프로그램이 남용되는 것이 한국의 현실이라 안타깝기만 하다.

영호는 제대로 된 치료를 받으며 급속한 변화를 나타냈다. 치료 한 달째를 경과하자 눈맞춤이 증가하기 시작하였다. 눈맞춤에 멈추지 않고 치료사나 의사를 보면 얼굴을 응시하였으며 그들을 관찰하는 모습도 보여주었다. 이는 사회성이 개선되는 징표이다. 더불어 언어 개선도 이루어졌다. 아이는 옹알이를 많이 하기 시작하였으며 소리도 다양하게 표현하기 시작하였다. 이는 아동에게 초보적인 언어발달이 이루어질 때 나타나는 현상으로서 자신의 언어를 스스로 청취하며 피드백하는 것이 가능해지는 것이다. 이후 치료 두 달째에 이르자 아이는 간단한 문장을 구사하며 언어표현이 증가하기 시작하였다.

18개월간의 언어치료에도 진전이 없던 아이가 감각강화치료와 사회성발달치료 과정을 통하여 언어발달이 빠르게 진행되기 시작한 것이다. 영호는 여전히 언어표현에 미숙함이 있지만, 외견상 사회 활동을 하는 데는 아무런 장애가 없는 모습으로 정상적인 학교생활을 준비하고 있다.

자폐증 치료 효과 없는
구색 갖추기식의 ABA 행동치료

ABA는 'Applied Behavior Analysis'의 약자로 '행동치료법'으로 번역할 수 있다. 미국에서 자폐스펙트럼장애를 치료할 수 있다고 최초로 보고된 치료법이다. 이는 특정 기능을 동물에게 습득시키기 위한 훈련 방법을 인간에게 작용한 것이다.

ABA는 특정한 기능적인 행동을 이끌어내기 위하여 잘하면 보상을 주고 못하면 완화된 방식이지만 징계를 가하는 것을 반복함으로써 행동을 수정시키는 치료법이다. ABA 치료법의 문제점이나 한계점에 대한 설명은 다음 기회에 갖도록 하자. 문제는 ABA 치료법이 아주 유능한 치료법 중 하나임에도 불구하고 국내에서는 제대로 실행되고 있지 못하다는 사실이다.

ABA 치료는 주 40시간을 할 때 그 효과가 나타나는 것으로 보고되고 있다. 가급적 주 40시간을 시행하되 최소한 주 30시간 이상은 해야 치료 효과가 제대로 나올 수 있다고 한다. 그것도 잠깐의 기간으로는 불가능하며 2년에서 3년 정도를 지속할 때 효과를 낼 수 있다. 이는 ABA 치료법이 치료라기보다는 훈련에 가깝기에 장기간의 반복이 필요하기 때문이다.

그러나 우리나라의 병원이나 센터 등에서 제공하는 ABA 프로그램은 생색내기 수준에 불과하다. 보통 일주일에 2~3시간의 프로그램이 전부인 경우가 대부분이다. ABA 치료가 자폐스펙트럼장애에 치료 효과가 있다고 홍보하면서도 치료 만족 시간 기준의 10%도 안 되는 주당 2~3시간으로 프로그램을 시행하고 있으니 실제 효과는 없는 것이나 한가지다. ABA 치료를 선택하고 싶은 보호자라면 정통적인 방법에 의하여 주 30시간 이상의 치료 시간을 가지도록 해야 한다. 그렇지 않은 행동치료법은 오히려 자폐 아동의 스트레스만 가중하는 역효과를 부를 수 있음을 명심해야 한다.

치료 사례 3

돌아도 돌아도 어지럽지 않은 아이들

자폐스펙트럼장애 아동을 치료하다 보면 상식을 벗어난 양상을 보여 당황하게 되는 경우가 많다. 필자가 깜짝 놀랐던 일 중에 하나는 자폐

중 아이 중에는 어지러움을 느끼지 못하는 아이들이 많다는 것이다. 일반 아이 중에도 빙글빙글 도는 놀이를 즐기는 아이들이 있기는 하다. 그런데 자폐증 아동 중에는 신체 돌리기 놀이를 극한 상태로 추구하는 경우가 종종 있다.

이 아이들은 보기에도 힘들 정도로 빠르게 빙글빙글 도는 것을 즐긴다. 아이가 빙글빙글 돌다가 순간 멈추면 그걸 지켜보던 필자는 아이가 쓰러질까 긴장하게 된다. 그런데 아이들은 어지러움을 전혀 느끼지 않고 아무 일 없었다는 듯이 걸어 다니며 다시 놀이를 즐긴다. 필자는 이런 현상을 처음 보았을 때 놀람을 넘어서 당혹감을 감출 수 없었다. 이런 일은 자연의 원칙을 넘어서는 것이 아닌가 싶었다. 내가 이해하고 있는 과학적 지식 체계가 무너지는 듯했다.

가윤, 하진, 단비 등 셀 수 없이 많은 아이들이 이런 모습을 보였다. 이런 현상을 이해하자면 감각처리장애를 이해해야만 한다. 사람이 회전을 하면 귓속 전정기관 내 세반고리관 속에서 림프액이 함께 회전하게 된다. 이 림프액의 움직임에 따라 전정기관 내 섬모가 흔들리게 되는데 이를 통해 인체는 회전 상태를 인식하게 된다.

아이들이 회전운동을 해도 어지러움을 못 느낀다는 것은 전정기관의 섬모운동이 정지되었거나 아니면 섬모의 상태를 감각처리기관에서 인식하지 못한다는 것이다. 만일 섬모운동에 이상이 있다면 아이들은 서 있거나 걷지도 못할 것이다. 섬모운동을 통하여 중력을 느낄 수 있으며,

서 있다는 평형감을 유지할 수 있기 때문이다. 결국 전정기관의 작동과 관련된 문제는 아닌 것이다. 그렇다면 감각처리장애일 것이다. 전정기관의 회전 상태를 감각처리조직인 뇌간조직에 전달했을 때 뇌간에서 이를 제대로 인식하지 못하는 것이다.

이런 아이들을 치료하면 아이들은 감각처리능력이 정상화됨에 따라 점차 어지러움에 반응하게 된다. 가윤이 아빠가 아이의 변화를 너무 기뻐하며 하던 이야기가 생각난다.

"가윤이가 어지러움을 느끼는 것 같아요. 돌다가 서서는 '아빠 어지러워요!' 하네요."

더불어 필자가 가윤이 아빠에게 힘주어 했던 이야기도 기억난다.

"이게 아이의 감각처리능력이 정상화되고 있다는 징표입니다. 아이는 점차 정상 아동에 근접한 감각 상태로 돌아갈 것입니다. 그리고 아이의 자폐 증세는 점차 호전될 것입니다."

3장

___

자폐증
아이들
이해하기

자폐스펙트럼장애 아동을 치료하다 보면 가장 큰 걸림돌 중 하나가 부모의 잘못된 인식이다. 아이에 대한 잘못된 인식으로 아동에게 불필요한 자극을 주거나 불필요한 강제가 이루어지는 경우가 흔하다. 그로 인해 아동의 고립적 상황이 육아 과정에서 더 악화되는 경우도 많다. 이런 문제를 예방하기 위해서는 자폐 아동에 대한 이해를 깊게 하고 잘못된 생각을 바로잡는 과정이 필요하다. 자폐 아동들의 특성을 이해하기 위한 내용을 간단하게 살펴가도록 하자.

무표정한 자폐증, 감정이 없는 아이일까?

자폐증 아동들에 대한 가장 흔한 오해 중에 하나는 이 아이들을 감정이 없는 사람들이라 여기는 것이다. 자폐스펙트럼장애 아동들 대부분은 얼굴에 감정을 표현하지 않는 무표정 상태를 유지한다. 게다가 마치 로봇과도 같은 차가운 표정에 눈맞춤도 되지 않으니 이 아이들은 마음까지도 차가운 상태일 것이라 지레짐작하는 것이다.

자폐증 아동을 감정도 반응도 없는 존재라 여기는 주변 사람들은 아이를 상대로 교류를 시도하지 않게 된다. 보다 정확히 말하자면 교류를 시도해보지만 아이의 무표정 앞에 좌절하고 포기하게 되는 것이다. 그 결과 아이의 자폐스펙트럼장애가 더욱 심화·고착되는 상황이 만들어지게 된다.

교류를 포기하는 부모의 마음도 안타까운 일이지만 오해 속에 고립되는 아이들의 상황은 더욱 안타깝다. 자폐증 아동들은 감정이 없는 것이 아니다. 오히려 감정은 순수할 정도로 풍부하다. 그러나 그 감정을 체계 있게 꺼내서 전달할 수 없는 것뿐이다.

즉 자폐증은 정서가 메마른 장애가 아니라 감정을 전달하고 전달받는 교류 능력의 장애인 것이다. 자폐증 아이들의 감정이 풍부하다는 증거는 여러 가지다. 중증 장애 상태였다가 워드프로세서를 통하여 의사소통에 성공한 칼리의 이야기를 보자.

워드프로세서를 통하여 칼리가 다음과 같은 이야기를 한다. "사랑하는 아빠. 저는 아빠가 책을 읽어주실 때 정말 좋아요. 저를 믿어주시는 것도 정말 좋아요. 제가 키우기 쉽지 않은 아이라는 것은 잘 알고 있어요. 하지만 아빠는 언제나 제 곁에서 손을 잡아 일으켜 주시죠. 사랑해요."

자폐, 이거낼 수 있어

칼리는 말이나 표정으로 아빠가 좋다는 표현을 하지 못하고 워드프로세서로 자신의 감정을 전달한 것이다. 이를 두고 아빠는 매우 후회하며 다음과 같은 말을 했다.

"그동안 아이를 없는 사람 취급을 하며 아무 말이나 한 것이 후회된다."

칼리의 이야기에서 알 수 있듯이 자폐 아동들은 감정이 없는 것이 아니다. 자신의 마음을 전달하지 못할 뿐이다. 아이가 반응을 안 한다고 없는 사람 취급을 하며, 아이가 상처받는 말이나 행동을 해서는 안 된다. 아이는 표현은 못하지만 부모의 말을 다 듣고 있고 부모의 마음도 다 헤아리고 있다는 것을 알아야 한다.

그러므로 자폐 아동을 키우는 부모라면 항시 말과 표정을 조심해야 한다. 그리고 아이가 반응하지 못한다고 하더라도 풍부한 감정 상태로 끝없이 아이에게 말을 걸어야 한다.

필수 핵심 정보 3

키보드로 세상과 소통하는 자폐아 칼리

세상과 소통할 수 있는 자폐증 환자에게 자폐증에 대한 얘기를 듣는 것은 매우 귀중한 경험이다. 자폐증 환자 자신의 이야기이기에 어떤 의

사나 학자들의 말보다 신뢰성을 가지게 된다. 캐나다의 자폐 소녀 칼리의 이야기는 자폐증 아동의 특성을 이해할 수 있는 귀중한 사례다. 미국에서는 제법 알려진 칼리 이야기를 우리는 유튜브를 통해서 볼 수 있다.

유튜브에서 '자폐증 소녀 칼리의 기적 같은 이야기'를 검색하면 동영상 하나를 시청할 수 있다. 인터넷 주소(https://www.youtube.com/watch?v=kMw8Yu6NVrY)를 이용해도 된다. 자폐 아동을 기르는 부모들은 꼭 시청하길 바란다. 말을 못하는 자폐 아동을 두고 있다면 칼리의 이야기를 통하여 아이들의 속 이야기를 들을 수 있다.

필자는 칼리의 이야기를 보면서 자폐 아동을 이해하는 데 아주 큰 도움을 받았다. 이 책을 쓰면서도 칼리 이야기를 많이 참조하였다. 필자가 느낀 점을 자폐 아동의 부모들도 공유하기를 바라며 가장 중요한 점 한 가지를 지적하고 싶다.

오랫동안 언어 소통이 전혀 안 되는 중증 자폐아였던 칼리는 지능도 낮은 저능아에 통제가 불가능한 문제아 취급을 받았다. 그러나 키보드를 이용하여 워드프로세서로 자신의 이야기를 전달하기 시작한 칼리는 예상과 전혀 달랐다.

칼리는 지극히 정상적인 지능의 소유자였다. 오히려 능숙한 글쓰기에서 보여주는 지적 능력은 평균보다 우수한 것으로 보였다. 감정 상태 역시 보통 사람과 같은 순수한 상태를 유지하여 자신을 두고 힘들어하는 부모를 보며 가슴 아파하기도 했다.

자폐, 이거낼 수 있어

가장 충격적인 것은 자신의 자폐적인 행동 양식이 다른 사람들에게 어떻게 불편을 미치는지 아주 잘 알고 있었다는 것이다. 그럼에도 불구하고 스스로 통제할 수 없기에 괴상한 소리를 지르거나 자해적인 행동을 한다는 것이다. 이렇게 자신의 상태가 미치는 사회적 반응과 영향까지 이해하는 정도라면 자폐증 아동은 아주 정상적인 정신 상태를 가진 것으로 이해된다. 다만 자신의 의지대로 자신의 언어와 행동 표현을 이루어내지 못하는 불편이 있을 뿐이다.

걷고 싶지만 다리가 말을 안 듣는 보행장애같이 마음과 정신은 또렷하지만 표현할 수 없는 불편을 가진 것이 자폐증이다. 자폐증 아동을 볼 때면 칼리의 이야기를 유념하며 대해야 한다. 우리가 그들의 이야기를 못 알아들어서 문제가 되는 것이다. 이해하려고 노력을 할 때 자폐증과의 간격이 좁혀지고 불편이 감소하는 것이다.

학습이 안 되는 자폐증, 머리가 나쁜 아이일까?

자폐증 아동을 둔 부모들의 잘못된 생각 중 대표적인 것이 자폐증을 지능 저하로 여긴다는 것이다. 개중 고기능자폐증이 있다는 것을 모르지는 않지만, 자신의 아이는 왠지 지능이 매우 낮은 상태라 여기는 부모들이 많다.

아이가 이름을 불러도 멍하니 반응이 없으니 외견상 바보스럽게 느껴지는 것이다. 그리고 아무리 이야기를 해도 아이가 못 알아들으니 말귀가 없다 여기게 된다. 어떤 교육을 반복해도 습득률이 현격히 떨어지니 부모들은 자폐 아동을 머리가 나쁜 아이로 단정하게 되는 것이다. 아이를 바보스럽게 여기게 되면 부모는 교육을 포기하거나 소극적인 길을 가게 된다. 해도 소용없을 것이라 여겨 지레 자포자기하게 되는 것이다. 이로 인해 자폐 아동들은 으레 그런 아이 취급을 받으며 가정 내에서 교육 기회가 원천적으로 제한되는 경우가 많다.

실제로 과거에는 자폐 아동 중 10%만이 머리가 좋으며 나머지 90%는 지적으로 저하된 상태라 여겨왔다. 그러나 최근에는 평가 방법의 차이 때문인지 자폐 아동 중 50%의 아이들은 일반 아동들에 비하여 지능이 높은 것으로 보고되기도 한다.

앞서 얘기했던 칼리의 예를 보자. 11살에 워드프로세서로 의사소통을 시작한 칼리는 아주 수준 높은 문장을 구사하며 작가 활동을 할 정도로 높은 지능을 보여주고 있다. 칼리는 자신의 상태를 이렇게 고백했다.

"나는 단지 말을 하지 못한다는 이유로 바보 취급을 받아왔다."

현재 지능을 검사하는 주된 방법은 언어를 이용한 검사법이다. 자폐 아동의 경우 언어능력이 떨어진다는 이유로 지능이 저하된 상태로 평가되기 쉽다는 것이다. 칼리같이 지적 능력이 매우 높은 경우도 바보로 취급받는다는 것이 그 단적인 증거가 된다.

자폐, 이겨낼 수 있어

캐나다 사이먼프레이저대학에서 진화와 자폐의 상관성을 연구하는 버나드 크레스피(Bernard J. Crespi) 생물학 박사는 정반대의 의견을 제시한다. 그의 주장에 의하면 자폐증은 인간의 지능이 고도화되는 진화 과정의 산물이라는 것이다.

그 증거로 크레스피 박사는 자폐아들의 뇌세포가 많고 크다는 점, 뇌의 성장이 매우 빠르게 이루어진다는 점, 그리고 왕성하게 성장하는 시냅스조직, 향상된 정보처리 능력 등을 제시한다. 그러나 이러한 우수한 형질이 있음에도 불구하고 조절 기능의 혼란으로 지능검사를 만족시키지 못한다는 것이다.

필자는 크레스피 박사의 주장을 접하기 전부터 그와 같은 생각을 해왔다. 자폐증은 정보처리 능력을 극도로 향상하고자 하는 진화 경향의 산물로 보인다. 그로 인하여 기본적으로는 일반인에 비하여 우수한 두뇌 능력을 가진 것으로 보인다. 다만 그 능력이 사회적 표현 방식과 조화되지 못하여 어려움이 나타날 뿐이다.

자폐 아동을 둔 부모라면 생각을 바꾸어야 한다. 아이를 적절하게 치료하고 교육할 수 있다면 자폐 아동은 매우 우수한 사회적 능력을 보일 수 있을 것이라 기대하는 게 합리적이다. 그리고 아이의 학력 발달을 위한 노력을 결코 게을리해서는 안 된다.

템플 그랜딘의 강연

템플 그랜딘(Temple Grandin)은 자폐인 중에 가장 성공한 사람이며 가장 유명한 사람일 것이다. 자폐증을 가지고 있으면서도 천재 동물학자가 되었으며 자폐증의 이해를 돕기 위한 강연과 저술 작업을 왕성히 펼치고 있다. 그녀의 대표적인 저서인 『나는 그림으로 생각한다』는 자폐를 고민하는 사람이라면 꼭 읽어야 하는 필독서라 할 것이다.

필자가 소개해주고 싶은 것은 템플 그랜딘의 TED 강연 영상이다. 유튜브에서 '세상은 왜 자폐를 필요로 하는가'라는 제목으로 검색하면 동영상을 볼 수 있다. 인터넷 주소(https://www.youtube.com/watch?v=pRsqboyxYnE)를 이용해도 볼 수 있다.

이 감동적인 연설의 주제는 자폐 아동들은 아주 유능한 유전자를 가지고 있으며, 실리콘밸리에 있어야 어울리는 아이들이라는 것이다. 그러므로 자폐 아동들의 특성을 잘 살려 교육하면 좋을 것이라는 것이다.

템플 그랜딘의 이런 시각은 자폐증은 인간의 지능이 고도화되는 진화 과정의 산물이라고 주장하는 버나드 크레스피 박사의 주장과 궤를 같이한다. 필자 역시 이 주장에 깊은 공감을 하고 있다. 템플 그랜딘은 여전히 자폐증 상태이면서도 천재적인 동물학자로 활동하며 이런 주장을 스스로 증명하고 있는 셈이다.

그랜딘의 강연은 자폐증을 이해하는 데 중요한 점들을 생생하게 설명해준다. 특히 필자가 그의 강연 중 주의 깊게 봤으면 싶은 점은 강연 내용보다는 강연을 하고 있는 템플 그랜딘의 표정과 시선 처리 그리고 말투다. 그 모습을 보면 그랜딘은 자폐증을 가진 사람들의 전형적인 증세를 그대로 노출하고 있다.

유창하게 강연을 하고 있지만, 그랜딘의 시선은 청중 하나하나에 초점을 맞추는 것이 아니라 허공을 쳐다보고 있다. 여전히 눈맞춤이 어려운 것이다. 말투 역시 비정상적으로 매우 빠르다. 더 정확히 표현하자면 그는 청중과 대화를 나누는 강연을 하는 것이 아니라 암기한 강연 내용을 녹음기같이 재생하고 있는 것처럼 보인다.

그랜딘은 항상 카우보이 복장을 고집한다. 그는 자신에게 사교란 연기에 가깝다고 말한다. 즉 타인과의 감정교류를 능숙하게 하지 못하고, 특정 상황에서는 어떻게 행동하는 것이 사회적인 행동인가를 암기하고 훈련하여 행동하는 것이다. 그렇지만 템플 그랜딘은 자폐증이 치료되지 못한 사람이라도 잘 이끌어만 준다면 자신의 능력을 발휘하는 사람으로 살아갈 수 있다는 사실을 입증하고 있는 것이다.

불러도 답이 없는 자폐증, 못 듣는 것일까?

"준수야! 준수야!"

목청이 떠나가게 소리를 쳐도 아이는 쳐다보질 않는다. 소리치기보다는 특정한 톤이나 리듬으로 "준~수~~야!" 하고 부르면 그제야 슬쩍 한 번 돌아보는 정도다. 이름을 불러도 돌아보지 않는 것을 두고 호명반응이 없다고 하는데 중증 자폐증의 전형적인 증세이다.

준수는 호명반응의 소실뿐 아니라 도무지 사람들이 하는 대화에도 관심을 두지 않는다. 엄마가 뭐라 이야기해도 아이는 허공만 쳐다보거나 멍하니 자기 관심에만 몰두하고는 한다. 이를 두고 부모들은 처음에는 청력 이상을 의심하여 검사하고는 한다. 그러나 검사상 청각 기능에는 아무런 이상이 없다.

청력에도 이상이 없는데 자폐증 아이들은 왜 사람 목소리에 귀를 기울이지 않는 것일까? 말을 일부러 안 듣는 것일까? 아니면 못 듣는 것일까? 답을 먼저 하자면 사람 말이 들리기는 하지만 그 소리에 집중할 수는 없는 상태인 것이다.

사람의 청각이 들을 수 있는 가청 주파수 대역은 20~20,000Hz까지 매우 넓다. 아주 저주파수부터 상당한 고주파수까지도 청각은 인지할 수 있다. 반면 사람의 육성이 내는 음역은 125~1500Hz이다. 사람의 청각을 통해 들어온 소리도 정보 가치가 있는 것을 중심으로 인식하고 정보 가치가 적은 것은 소음으로 처리하게 되어

자폐, 이겨낼 수 있어

있다.

그러므로 일반인들은 여러 소리가 혼재해 있어도 사람의 음성에 민감성을 보이고 집중력을 발휘할 수 있는 것이다. 반면 자폐증 아동들은 여러 소리 중 사람의 소리에 정보 가치를 더 부여하지 못한다. 즉 주변에서 들리는 백색소음이나 사람 소리나 같은 수준의 소리로 인식한다는 것이다. 더 정확히 말하자면 들을 필요가 없는 엄청난 소음과 잡음까지 한꺼번에 청각으로 몰려드는 상태인 것이다. 이로 인해 사람의 목소리가 소음과 구별되기 쉽지 않은 것이다. 이는 청각의 문제가 아니라 청각정보를 처리하는 중추신경계에 관련된 문제다.

호명반응이 없는 아이는 당신의 소리에 관심이 없는 게 아니다. 당신의 소리에 집중하고 싶어도 그러지 못하는 안타까운 상태인 것이다. 이로 인해 사회적 고립이 심화되는 것이다. 아이들의 고립을 최소화하자면 부모들은 아이들과의 대화를 결코 포기해서는 안 된다. 가급적 시각적인 도움을 받을 수 있게 눈을 맞추고 아이가 좋아하는 톤과 리듬을 살려 대화를 시도해야 한다. 자폐 아동들에게는 일반 아동과 다른 대화법이 필요한 것이다.

눈맞춤이 안 되는 이유는?

눈맞춤은 자폐증을 진단하는 결정적인 지표 중의 하나이다. 눈맞춤이 안 되는 것을 통해 자폐증을 조기 발견하기도 하고 눈맞춤이 좋아지는 것으로써 자폐증 치료 성과를 평가하기도 한다. 단적으로 말하자면 자폐증 아동들은 눈맞춤이 안 된다. 간혹 눈맞춤이 되는 경우도 있지만 아주 짧게 이루어지고 지속되지 못한다. 자폐스펙트럼장애 아동 중에는 간혹 대화를 하는 도중 얼굴을 보는 아이들이 있는데 이때는 상대방의 눈을 보는 게 아니라 입을 보는 것이다. 이는 소리를 내는 발성기관에 대한 호기심일 뿐 사회적인 소통을 의미하는 것은 아니다.

자폐 아동이 눈맞춤이 안 되는 이유는 무엇일까? 자폐증 아동들에게 눈맞춤은 불가능한 것일까? 결론부터 이야기하자면 자폐 아동들은 눈맞춤을 하고 싶어도 못하는 것이다. 할 수 있는 능력이 안 되는 것이다. 그러나 적절하게 노력하면 충분히 눈맞춤을 만들어낼 수 있다.

일반인들은 시각정보를 처리할 때 중심적인 테마에 집중을 하고 나머지는 주변 정보로 처리한다. 사회생활에서는 주로 사람에 시선을 집중하고, 주변 사물은 배경 정보 정도로 가볍게 처리된다. 사람에 집중할 수 있도록 중추신경계가 정보처리를 하는 것이다. 그러나 자폐증 아동들은 주변 정보와 중심 정보를 구별하지 못한다. 시각적으로 보이는 모든 정보가 중심적인 정보로 처리되어 중추신경계로 쏟아져 들어온다. 그것도 대체적인 이미지 정도가 아니라 세부적인 시각정보까지…. 사람을 볼 때 머리카락 올올이 다 눈에 들어온다고 상상하면 이해가 쉬울 것이다. 이런 상태이니 사람의 얼굴은 엄청나게 쏟아져 들어오는 시각정보 중 아주 작은 일부분에 불

자폐, 이겨낼 수 있어

과하다.

이런 이유로 자폐증 아동의 대뇌피질에는 사람의 얼굴을 식별하는 영역이 존재하지 않는다. 오로지 사물을 분별하는 영역만이 작동한다. 사람을 볼 때 사물을 보는 피질 영역이 활성화된다는 의미다. 눈맞춤을 하고 싶어도 못하는 상태가 만들어지는 것이다.

자폐 아동들이 자신을 돌보는 부모를 인식하지 못하는 것은 아니다. 그러나 안타깝게도 부모의 눈과 얼굴에 집중하지 못하는 것이다. 자폐 아동과 함께하는 부모는 아이의 눈맞춤을 결코 포기해서는 안 된다. 성장기 어린이는 왕성한 뇌가소성*이 있기에 눈맞춤을 어렵지 않게 만들 수 있다. 아이에게 눈맞춤이 있을 때 더욱 즐거울 수 있는 경험을 제공하라. 그러려고 꾸준하게 노력하면 어느 날아이가 당신과 눈을 맞추며 웃어주는 날이 올 것이다.

자폐증 아동은 왜 팔짝팔짝 뛸까?

『나는 왜 팔짝팔짝 뛸까?』는 히가시다 나오키라는 자폐증 아동이 써서 화제가 된 책이다. 중증 자폐증이지만 어머니의 헌신적인 노력으로 필담이 가능해진 나오키가 열세 살 무렵 쓴 책이다. 이 책의 제목에 대하여 나오키는 다음과 같이 말한다.

---

*물리학에서는 고체가 외부에서 탄성 한계 이상의 힘을 받아 형태가 바뀐 뒤 그 힘이 없어져도 본래의 모양으로 돌아가지 않는 성질을 가소성이라고 한다. 비슷한 의미로서 뇌가 유동적으로 변하는 것을 뇌가소성이라고 한다. ―편집자 주

"팔짝팔짝 뛸 때 저는 하늘로 날아오르는 것 같습니다. 하늘이 저를 꿀꺽 삼켜줬으면 하는 마음에 심장이 떨릴 정도죠. 제 몸은 위로 끌려가는 것 같습니다. 새가 되어 아주 멀리 날아가고 싶은 마음에 몸이 위로 끌려가는 기분이 드는 것이겠지요."

영국 자폐아로 가벼운 대화가 가능한 스코트 역시 팔짝팔짝 뛰는 것이 습관화된 청소년이다. 그는 EBS 다큐멘터리에 소개된 영상에서 자신이 팔짝팔짝 뛰는 이유에 대하여 다음과 같이 설명하고 있다.

"신나요. 힘들 때도 있지만 마음이 편해져요. 행복해져요."

스코트의 아버지에 의하면 스코트는 자신의 일상 상태를 답답해하며 그것을 자기에게 맞지 않는 껍데기에 갇혀 있는 느낌이라고 표현한다고 한다. 그래서 아버지는 아들의 행복을 위하여 트램펄린을 집안에 설치해주었다고 한다.

이런 현상들은 전정신경계의 이상으로 발생한다. 더 정확히 말하자면 전정기관에서 만들어진 정보를 전정신경핵-망상체로 이어주는 중추신경계의 정보처리 이상으로 만들어지는 현상들이다. 신체의 흔들림과 평형상태를 감지하는 센서인 전정기관에는 이상이 없다. 그러나 전정기관에서 들어오는 정보를 전정신경핵과 망상체를 거치면서 효과적으로 해석해야 하는데, 자폐증 아동들은 이런 역할을 수행하는 중추신경계의 기능에 이상이 생긴 것으로 추정된다.

필자는 중증 자폐 아동 중에서 빙글빙글 제자리 돌기를 한참 한 뒤에도 어지럼을 전혀 안 느끼고 평상시대로 뛰어가는 애들을 본 적

자폐, 이겨낼 수 있어

도 있다. 전정기관에서 회전 상태가 만들어지지만 이를 중추신경계에서 느끼지 못하는 것이다. 팔짝팔짝 뛰는 아이들도 정도 차이지만 유사한 상태로 추정된다. 아주 강하게 뜀박질을 해야 전정신경핵과 망상체가 작동하여 쾌감을 느끼는 상태인 것이다.

복잡한 설명은 다 접어두자. 중요한 것은 팔짝팔짝 뛸 때 아이들이 행복해한다는 것이다. 쾌감을 느낀다는 것이다. 이를 두고 옳지 않다거나 보기 흉하다고 그만두게 하려는 것은 자폐 아동들에게 폭력일 뿐이다. 아이에게 트램펄린을 마련해주고 부모가 함께 뛰며, 뛰기를 격려할 때 자폐 아동은 의사소통을 할 수 있는 감각적 상태에 가까워지는 것이다.

나는 왜 팔짝팔짝 뛰는가?
—히가시다 나오키 이야기

『나는 왜 팔짝팔짝 뛸까?』는 2007년 일본에서 출판된 책이다. 당시 열세 살이던 자폐증 소년 히가시다 나오키가 쓴 수필집이다. 이 책은『클라우드 아틀라스』,『넘버 나인 드림』등을 쓴 세계적인 소설가 데이비드 미첼에 의하여 영문으로 번역되어 전 세계에 소개되면서 유명해졌다.

이 과정을 일본의 NHK가 다큐멘터리로 제작하였는데 제목은 〈What You Taught Me about My Son〉이다. 우리나라에서는 2015년 EBS 〈세계의 눈〉이란 프로그램에서 '자폐증 소년의 희망 편지'라는 제목으로 방영되었다.

이 다큐멘터리는 나오키와 미첼의 만남 그리고 그들의 대화 과정을 상세히 설명하며 우리가 자폐증을 어떻게 이해하고 또 어떤 태도로 대해야 하는지를 감동적으로 일깨워준다. 자폐증 아이를 둔 부모나 현장에서 활동하는 치료사라면 꼭 시청해야 할 영상이다.

필자가 이 영상을 보고 독자들과 공감을 나누고 싶은 내용 중 하나는 상동행동과 자기자극행동*에 대한 이해이다. 고도의 이성적 활동을 전개하는 나오키의 경우도 상동행동을 멈추거나 조절할 수 없다는 점이

---

*상동행동(常同行動, stereotyped behavior). 같은 동작을 일정 기간 반복하는 것을 말한다. 특별한 상황에서 발생하기도 하고 일정한 시간을 간격으로 반복적으로 나타나기도 한다. 예를 들면, 의자에 앉아 장시간 상체를 전후로 크게 흔들거나, 손을 되풀이해서 상하로 흔들거나, 방 안에서 쉬지 않고 왕복을 되풀이하는 등의 동일 행위를 주위의 상황과 상관없이 계속적으로 반복하는 것이다. 이러한 반복적인 행동 이외에도 같은 말을 되풀이하는 경우도 있는데, 상동행동은 그것을 수행하는 개인의 입장에서는 특별한 기능을 가지고 있다고 평가되기도 하지만 타인은 그 목적을 알기 어려운 경우가 많다. 한편 자기자극행동(自己刺戟行動, self-stimulatory behavior)은 신체의 일부분이나 사물을 반복적으로 움직임으로써 자신의 감각기관을 자극하는 행동이다. 자신의 신체를 상해하는 것이 목적이 아니라는 점에서 자기상해(self-injurious behavior: SIB)와 구별된다. ─편집자 주

자폐, 이겨낼 수 있어

다. 보다 정확히는 기쁜 상태나 긴장된 상태에서는 오히려 더 강하게 상동행동을 반복한다는 점이다.

나오키는 책을 집필하는 작업실에 들어가서도 작업 전에는 창밖을 바라본다. 창밖으로 자동차 바퀴가 굴러가는 것을 보며 안정감을 느끼는 것이다. 심지어 나오키는 미첼과의 첫 만남에서도 악수를 하자마자 창밖으로 고개를 빼고는 지나가는 차량의 바퀴를 본다. 한참을 보고 난 후에야 비로소 미첼과의 대화를 시도할 수 있었다. 그와의 만남을 반가워하고 소중하게 여기지만 그 표현을 하려고 해도 나오키에게는 상동행동이 필수적으로 필요한 것이다.

미첼과의 대화가 무르익고 즐거운 결론으로 마무리되자 나오키는 갑자기 자리에서 일어나 팔짝팔짝 뛰기를 반복한다. 그러고 진정된 후에야 미첼과 작별 인사를 할 수 있었다. 나오키에게 팔짝팔짝 뛰는 것은 기쁨의 표현이기도 한 것이다. 보통 사람들이 하하하 웃으며 즐거움을 표시한다면 나오키는 팔짝팔짝 뛰는 것으로 기쁜 마음을 표현하는 것이다.

자폐 아동들은 자신의 행동이 타인에게 이상하게 비칠 것을 알지만 상동행동을 멈출 수가 없다. 상동행동을 통하여 비로소 세상과 소통할 수 있는 안정적 상태에 도달하기 때문이다. 자폐인들의 상동행동 대부분은 교정해야 할 대상이 아니라 기다려주고 이해해주어야 할 습관 같은 것이다.

자폐증 아동은 왜 빙글빙글 도는 것에 집착할까?

자폐증 아동들은 일반적으로 빙글빙글 돌아가는 것에 집착하는 경향이 있다. 돌아가는 물건이 있으면 넋을 놓고 보게 되고 때로는 스스로 물건을 돌리며 논다. 병원에서 자폐증 아동들을 진료하다 보면 진료용 회전의자를 정신없이 돌리며 노는 것을 쉽게 접할수 있다.

『나는 왜 팔짝팔짝 뛸까?』의 저자 히가시다 나오키는 자동차 바퀴가 돌아가는 것에 강한 집착을 보인다. 사람과 이야기하다가도 창밖으로 고개를 들이밀고는 달리는 차의 바퀴를 보고는 한다. 간혹 자폐 아동들이 자동차를 좋아하는 경우가 있는데 이때도 자동차라는 물체가 아니라 바퀴 돌아가는 것에 관심이 있는 경우가 많다. 미국의 자폐 치료 프로그램인 '선라이즈 프로그램(The Son-Rise Program)'의 원형이 된 라운 카우푸만(Raun K. Kaufman)은 어릴 적 모든 것을 회전시키는 증세를 보였다고 한다. 주로 접시를 돌리면서 회전운동을 뚫어지게 쳐다보는 것이다. 이처럼 물건을 돌리거나 회전 운동체에 멍하니 정신을 놓고 집착하는 아이를 보면 보호자는 행동을 제지하는 경우가 많다.

자폐 아동들이 회전 운동체에 집착하는 것은 시각적인 자극을 이용하여 전정신경계에 자극을 주기 위해서라고 이해된다. 인간의 전정신경계는 어지러움을 느끼는 기관인데 신체의 회전운동만으로 어지러움을 느끼는 것은 아니다. 시각적인 정보와 신체적인 정보의 불

자폐, 이겨낼 수 있어

일치가 전정신경계의 정보처리에 혼란을 유발하여 어지러움을 일으킨다. 예컨대 도수가 안 맞는 안경을 끼면 어지러움이 발생하는 것도 그 때문이다. 또한 차를 타면 발생하는 멀미도 시각정보와 전정감각의 불일치가 만드는 신경계의 혼란 현상이다. 회전운동을 계속 보고 있는데 신체는 정지되어 있는 상태의 불균형은 전정신경의 정보혼란을 만들어내고 자폐 아동들은 이 불일치를 쾌감으로 인식하는 것으로 보인다.

우리는 몸이 가려우면 손끝으로 긁어서 시원함을 느낀다. 솔솔바람이 불면 상쾌함을 느낀다. 이처럼 일반인에게도 정서적인 안정과 쾌감을 유지하기 위한 자극추구 현상들이 있다. 자폐 아동들 역시 자신들의 자극추구 방식이 있는 것이다. 이를 두고 제지할 이유는 없다. 행동을 막기보다는 동료가 되어 함께해 줄 때 자폐 아동의 사회성은 함양되기 시작한다.

사람 공포증을 느끼는 자폐스펙트럼장애

자폐 아동의 행동 양식을 이해하기 위해서는 그들의 심리상태를 주되게 규정하는 공포감에 대하여 이해를 해야 한다. 자폐스펙트럼장애인들은 일반인에 비하여 공포감을 쉽게 느끼며 그로 인한 이상행동을 하게 된다.

앞서 이야기한 EBS 다큐멘터리 〈세계의 눈〉에는 자폐증 소년 스코트에게 왜 사람 눈을 쳐다보며 대화하지 않는지 질문하는 장면이

나온다. 이에 대하여 스코트는 사람 눈을 쳐다보는 게 힘든데 왜냐하면 기분이 나빠지기 때문이라고 답을 한다. 사람 눈을 쳐다보면 불쾌한 감정이 들어 차라리 안 보는 게 편하다는 것이다.

그 불쾌감의 정체는 무엇일까? BBC 다큐멘터리 〈자폐증의 수수께끼(The Autism Puzzle)〉에 소개된 재능 있는 화가이며 자폐증 환자인 데이비드 브라운스버그(David Braunsberg)는 그에 대한 답을 준다. 그의 말에 따르면 자신은 항시 불안했으며 자폐증 환자들은 뿌리 깊은 불안의식을 가지고 있다고 한다. 특히나 사람들의 이해할 수 없는 행동 양식을 접할 때 불안감이 증폭되기에 애초에 사람들만 보면 공포감을 느꼈다고 한다.

자폐증 환자들이 겪는 극심한 불안증과 공포증의 원인은 무엇일까? 이는 자폐증 환자에게 매우 독특한 뇌 구조가 발견되는 것에서 답을 찾을 수 있다. 자폐증 어린이들은 뇌 편도체가 정상 어린이보다 크다고 한다. 편도체란 대뇌변연계에 있는 지름 2㎝ 정도의 아몬드(편도) 모양 구조물로 인간의 감정과 관련된 핵심 역할을 수행한다.

편도체의 역할 중 가장 특징적인 것은 공포감을 느끼게 하는 것이다. 공포감도 실체가 없는 공포감을 대뇌 기억에 의존하여 느끼게 한다. 예컨대 고소공포증같이 실제 발생하지 않은 공포감을 느끼는 것도 편도체에 의해 이루어진다고 한다.

자폐 아동들의 편도체가 큰 원인은 정확히 알 수 없다. 다만 분명한 것은 편도체의 이상증식이 있으며 이로 인하여 공포증이나 불안

감정에 민감성을 보인다는 것이다. 특히나 놀라운 것은 사물이나 특정 상황보다도 사람에 대한 공포감이 크게 느껴진다는 것이다.

익숙하지 않은 사람들과 익숙하지 않은 상황에서 접하는 것은 자폐 아동들에게 공포감을 조성하는 행위임을 알아야 한다. 집에서 눈맞춤을 하던 아이가 외부에서 눈맞춤을 기피한다면 공포감에 떨고 있다는 것을 이해해야 한다. 자폐 아동에게는 사람들이 많은 공간에 있는 것 자체가 힘겨운 일임을 알아야 한다.

이럴 때 필요한 것은 가까운 사람의 따뜻한 포용이다. 그리고 아주 천천히 사람과 상황에 익숙해지도록 유도해야지 강제로 접촉을 강요해서는 안 된다.

필수 핵심 정보 6

자폐증과 편도체 비대: 공포감의 근원

편도체는 뇌의 변연계에 속하는 구조의 일부이다. 아몬드를 닮아서 영어로는 아미그달라(Amygdala)라는 이름으로도 불린다. 앞서 말했듯이 자폐증 환자는 편도체가 비정상적으로 비대하다. 이는 여러 가지 연구를 통하여 명확해지고 있는데 최근에는 국내 연구진에 의해서도 동일 사실이 발표되었다.

서울대학교 류인균, 김지은 교수 팀은 미국 워싱턴대학 방사선과 스티븐 데이거(Stephen Dager) 교수 팀과의 공동 연구를 통해 자폐아의 편도체 크기가 정상아보다 10% 정도 크다는 점을 발견하고 이는 주로 측기저핵의 증가 때문이라는 것을 확인했다고 밝혔다.

편도체 크기의 이상증식의 원인이 무엇인가는 이후에 밝혀지겠지만 문제는 편도체의 이상증식 상태를 통하여 자폐증 아동들의 행동 양식을 이해할 수 있다는 것이다. 편도체는 사람들의 경험을 정서적으로 기록하는 데 중요한 역할을 한다. 그중 특히 공포 경험과 밀접한 관련이 있다. 공포의 대상을 신속하게 결정하는 데 바로 편도체가 결정적 역할을 하는 것이다.

그 증거로 원숭이의 편도체를 손상시키면, 뱀이 나타나도 가만히 있으며 반응하지 않는다고 한다. 즉 뱀을 위협적인 존재로 인식하지 못하는 것이다. 편도체의 작용은 아주 신속하고 민감하여 일종의 공포 탐지기 역할을 한다. 심지어는 대상에 대한 자각이 없이도 잠정적으로 위협적인 대상에 대해 신속히 반응한다고 한다.

자폐증 아동의 편도체 비대 현상은 자폐증의 원인이라기보다는 결과에 가깝다고 추정된다. 자폐증 아동은 세상에 대한 불확실성으로 인해 일반인에 비하여 공포의 대상이 매우 다양하게 존재한다. 그 결과 편도체가 비대해졌을 것이라 짐작된다.

앞서 말한 BBC 다큐멘터리 〈자폐증의 수수께끼〉로 돌아가 보자. 자

자폐, 이거낼 수 있어

폐증 화가로 등장하는 데이비드 브라운스버그는 언어활동이 가능해진 자폐증 환자다. 그는 항시 불안감을 느끼며 생활한 자신의 경험을 다음과 같이 이야기한다.

> "늘 불안했어요. 누군가 빈정거리면서 말을 하거나 농담하거나 놀리면… 예상치 못한 행동을 하는 사람들이 너무 무섭거든요."

자폐증 아동들이 가장 무서워하는 대상이 바로 사람이다. 그리고 이 아이들은 새로운 환경과 변화에 극도의 공포감을 느낀다. 특히나 새로운 사람이 나타나면 곧바로 자폐 아동의 편도체는 공포 경보를 발동하고, 아이는 어떤 경험도 하기 전에 극도의 공포감을 느끼기 시작한다. 우리가 자폐 아동과 소통하기 힘든 이유가 바로 이것이다.

자폐 아동들의 편도체가 매일같이 이상증식하고 있음을 알아야 한다. 그러니 극도의 공포감 속에서 괴로워하는 그들을 이해하며 공포감을 줄여주는 방식으로 그들과 소통해야 한다.

자해행동을 반복하는 자폐 아동,
원인이 무엇인가?

필자가 치료하는 자폐 아동 중 한 명은 습관적으로 자신의 팔뚝을 깨물고는 한다. 보기에도 아플 정도로 이빨 자국이 나게 깨문다. 말려도 야단쳐도 소용없다. 기분이 좋을 때는 웃으면서 자신의 팔뚝을 깨물어대니 간혹 섬뜩하기도 하다.

또 다른 아이는 벽에다 자신의 머리를 부딪치는 자해행동을 한다. 벽이나 문, 장소를 가리지 않고 혹이 나도록 박치기를 반복한다. 혹이 나도 아프다는 표현도 없다. 게다가 아이는 통증 자체를 전혀 못 느끼는지 간혹 살이 찢기는 상태가 돼도 울지도 않고 아프다는 표정조차도 짓지 않는다.

이외에도 비교적 가벼운 자학 증세를 보이는 아이들은 많다. 자신의 머리나 얼굴을 때리는 것은 흔한 경우다. 이런 모습을 보고 있노라면 아이들이 정신이 나간 것은 아닌가 싶어 무서움이 들기도 한다. 그러기에 대부분의 부모는 아주 강하게 이런 행동을 제지하게 된다. 아이들의 이런 태도를 어떻게 대하는 것이 옳은지 알기 위해서는 먼저 자해 증세가 생기는 원인을 심층적으로 이해해야 한다.

워드프로세서로 필담이 가능한 칼리는 바닥에 머리를 찧는 행위를 반복하는 자폐아다. 칼리는 자신의 증세를 다음과 같이 설명한다.

"그렇게 하지 않으면 몸이 터져버릴 것 같아서요. 콜라 캔을 흔들고 있다고 생각해보세요. 멈출 수 있다면 저도 그렇게 할 거예요. 그러나 전원 스위치를 끄듯 간단한 일이 아닙니다. 어떤 것이 옳고 그른 행동인지 알지만, 그것은 마치 나의 뇌와 힘겹게 싸워야 하는 상황과 같아요."

자폐증으로 수의학 관련 교수가 된 템플 그랜딘(Temple Grandin)은 이럴 때 자신의 몸을 강하게 압박하는 방법을 쓴다고 한다. 몸이 터질 것 같은 느낌이 들 때면 소를 압박하는 압력기에 들어가 자신의 신체를 압박하고 나면 편해진다고 한다.

자폐증 환자들은 감각이 비정상적으로 분리되어 있는 상태다. '촉각-전정신경계-망상체-편도체-대뇌'로 이어지는 감각통합계에 이상상태가 상존한다. 그러므로 외부 자극 없이도 내부에서 이상감각이 발생하고, 그것이 고통스러울 때 외부 자극을 동원하여 감각의 균형을 회복하려는 것이다.

비유하자면 정상인이 몸이 가려울 때 참지 못하고 긁는 상황과 같다. 가만히 정자세를 유지하고 있을 때 움직이고 싶은 욕구가 강해지면 몸을 어찌할 줄 몰라 안절부절못하는 사람의 상태와 유사하다.

물론 자기자극행동이 큰 부상 위험을 동반하면 강제로 저지해야 한다. 그러나 대체로 자폐 아동들은 부상 위험이 큰 방식을 택하지 않는다. 부상 위험이 크지 않다면 말릴 이유가 없다. 말리기보다는 자기자극행동을 놀이로 전환시켜 자기 조절력을 키워줘야 한다.

이상한 소리를 내는 자폐 아동, 이유는 뭘까?

자폐 아동들의 언어는 매우 독특한 톤과 리듬을 지닌다. 영화 〈말아톤〉을 본 사람은 기억할 것이다. 주인공이 반복하는 대사가 있다. 그는 허공을 바라보며 "초원이 다리는 백만 불짜리 다리"라는 말을 비정상적으로 높은 톤과 기계적인 리듬으로 반복한다. 연기로 표현한 것이지만 자폐 아동의 말투를 상당히 유사하게 흉내 내었다.

자폐 아동이 내는 모든 소리는 매우 독특한 톤과 리듬을 가지고 있다. 어떤 보호자는 자신의 아이가 외계어로 이야기하듯이 계속 중얼거리며 떠든다고 표현한다. 알 수 없는 소리를 이상한 톤의 옹알이로 표현하니 이를 두고 외계어라고 하는 것이다.

많은 자폐 아동이 높은 톤의 소리를 크게 내기도 한다. 대체로 일정한 리듬을 동반하여 반복적으로 소리를 내기에 주변 사람들에게 큰 불편을 주기도 한다. 필자가 치료 중인 한 아이는 반갑다는 표현을 '꺅~!' 하는 큰소리에 독특한 리듬을 주어 반복한다. 또 다른 아이는 노래를 부르듯이 '난난난~!' 소리를 반복하고는 한다.

자폐증 아동들이 이상한 톤과 리듬으로 소리를 내는 이유는 뭘까? 이는 아마도 자폐 아동들이 소리를 잘 들을 수 있는 가청음역대가 일반인과 다르기 때문일 것이다. 보통 사람은 청각을 통하여 자신의 소리를 들으면서 발성을 하게 되어 있다. 자기 소리를 듣지 못한다면 발성을 유지하기 어렵다. 자폐증 아동들은 주변 소음 영

자폐, 이거낼 수 있어

역대까지 청각정보처리 과정에 들어오기 때문에 자신의 음성을 그와 구별하기 위하여 독특한 톤과 리듬을 사용하는 것이다.

그러므로 아이가 이상한 소리를 낸다고 그를 제지할 필요가 없다. 오히려 보호자는 자폐 아동이 내는 소리를 흉내 내어 대화를 시도하는 게 좋다. 일반인이 내는 음역대 소리보다 아이가 선호하는 소리로 대화를 시도할 때 아이는 상호작용을 할 가능성이 높다.

아이가 이상한 소리를 낸다면 그렇게 대화를 해달라는 사인으로 이해를 하는 것이 좋다. 이상한 톤과 리듬은 강제로 수정되지 않는다. 상호작용이 증가하여 타인과의 소통력이 높아질 때 그것은 점차로 안정적인 소리로 변해간다.

필수 핵심 정보 7

자폐증 체험 게임, Auti-Sim

자폐증을 간접 체험하는 컴퓨터 게임이 있어 소개한다. 일명 자폐 시뮬레이터라고 불리는 'Auti-Sim'이라는 게임이다. 게임을 직접 해보는 것이 좋겠지만 타인이 하는 게임을 보는 것도 나쁘지 않다. 인터넷상에 게임 이름이나 '자폐아가 되어 그들의 심정을 조금이라도 이해해보는 게임', '자폐증 체험하는 게임' 등으로 검색하면 다른 사람들이 게임을 체험한 영상을 어렵지 않게 찾을 수 있다.

이 게임은 자폐증 아동의 시각과 청각으로 세상을 간접 경험하도록 해준다. 모르는 사람들이 보면 공포 게임인 듯 착각할 정도로 상당히 끔찍한 느낌이다. 그러나 단지 공포감 조성을 위하여 만들어진 게 아니라 굉장히 합리적으로 자폐증 아동들이 바라보는 세상을 표현하고 있다.

가장 먼저 보이는 특성은 사람이 다 똑같이 생겼다. 똑같은 옷을 입고 다 같은 모습을 하고 있다. 구별이 애초에 불가능한 상태이다. 실제로 **자폐증 아동들은 사람을 사물과 구별하여 인식하지 못한다.** 사람을 사물의 한 종류로 인식하기 때문에 사람 자체를 세밀하게 구별하지 못한다. 사람을 아주 특수한 사물로 인식하는 것이다. 이런 상태인지라 **자폐 아동에게 사람은 원초적인 공포의 대상이 된다.** 보통의 사물과는 달리 패턴을 예상하지 못하는 움직임과 소리를 내기 때문에 예측 불가능한 공포감을 주는 대상인 것이다.

두 번째 특성은 엄청나게 시끄럽다는 것이다. 사람들의 이야기는 깜짝 놀랄 정도 시끄럽게 들린다. 실제로 **자폐증 아동들은 일반인들은 소거시켜서 잘 인식하지 못하는 백색소음을 매우 큰소리로 인식한다.** 이 아이들에게 세상은 매우 시끄러운 잡음의 세계인 것이다. 그 속에서는 사람의 목소리도 백색소음이나 잡음같이 시끄러운 소리로 들린다. 자폐 아동들에게 불규칙한 사람의 소리는 어떻게 반응하기 어려운 공포감을 주는 것이다.

자폐, 이겨낼 수 있어

세 번째로 보이는 특징은 자폐 아동이 계속 "ABCD…" 하면서 알파벳을 기계적이고 상동적으로 외우는 것이다. 이는 공포감을 이기고 안정을 취하기 위한 수단으로써 자기자극행동을 하듯이 알파벳을 반복적으로 소리 내는 것이다. 자폐증 아동들이 보여주는 이상행동들은 대부분 스스로의 공포감이나 불편함을 이기는 수단이다.

자폐증은 스펙트럼장애라는 용어가 사용되는 데서 알 수 있듯이 감각장애의 패턴이 사람마다 다 다르다. 그러므로 실제 자폐 아동들이 느끼는 세상은 게임에서 나타나는 것보다 훨씬 다양하겠지만, 이 게임은 가장 대표적인 자폐증의 감각 패턴을 잘 표현하고 있다. 모두 한번쯤 이 게임을 통해 자폐증의 세계를 간접 체험해보시길 바란다. 자폐 아동들의 심정을 잘 이해해야 그들을 제대로 돕고 또 제대로 그들과 관계할 수 있을 것이다.

심각한 편식 증세를 보이는 자폐증, 원인은 무엇일까?

자폐증 아동의 대부분은 편식 습관을 보인다. 일반 아동들도 정도의 차이는 있지만 편식 습관이 있는 경우가 많다. 그러나 자폐 아동들이 보여주는 편식 습관은 일반 아동들과는 비교할 수 없다.

일반 아동들이 야채나 콩 등 특정 음식을 거부하는 배제형 편식이라면 자폐증 아동들은 특정 음식만을 추구하는 집중형 편식 양상을 보인다.

필자가 지금 치료 중인 아동 중에는 초콜릿과 과일 주스만 먹는 아이가 있다. 부모는 밥을 먹이려고 몇 번이나 노력을 하지만 아이가 완강하게 거부한다고 한다. 한번은 가족들이 담합하여 이삼 일을 굶기고 밥을 주기도 했지만, 아이는 차라리 굶기를 선택하여 실패했다고 한다. 초콜릿이나 과일에는 당분이 풍부하여 아이의 일반 생활에는 지장이 없지만, 지방과 단백질 공급이 안 되니 아이는 영양상으로 불균형한 상태를 보인다.

흰색의 음식만 추구하는 아이도 있다. 떡을 줘도 백설기나 흰색 가래떡은 잘 먹는데 색이 들어간 쑥떡이나 팥떡은 전혀 먹지 않는다. 같은 국수라도 흰색 우동은 잘 먹는데 짜장면은 전혀 먹지 않는다. 이 아이는 또 씹을 수 있는 질감의 음식은 먹지만 점도가 높은 끈적한 잼이나 꿀, 수프 등은 거부하는 모습을 보이기도 한다.

자폐증 아동들의 편식 추구 경향은 타협할 수 없을 정도로 아주 강력하다. 강제로 음식을 먹이려 하면 구토를 해서라도 음식을 거부하고는 한다. 대체 아이들이 음식에 편집하는 이유는 뭘까? 다름 아니라 구강 내 감각의 과민 상태가 원인이다. 자폐증 아동들은 피부 접촉에 과민 반응을 보이는 경우가 많다. 옷의 라벨이 피부를 자극하는 것을 못 견디어 라벨을 잘라내야만 옷을 입는 아이부터 모자 착용을 힘들어하는 아이까지 다양한 형태의 촉각 과민 상태를 보인다. 이런 증세가 구강 내에서도 감각 과민 상태로 나타나 입술, 혀, 입천장, 잇몸 등 음식을 먹는 데 관계하는 기관들이 특정 음식이 주는 촉감을 못 견디는 것이다. 그러므로 억지로 먹이는 것은 아동이 받아들일 수 없는 가혹 행위와도 같다.

자폐 아동의 편식 습관을 해소하기 위해서는 구강 내의 과민성 감각을 해소해야 한다. 단계에 맞게 구강 내에 다양한 감각 경험을 하도록 도와주워야 한다. 입술 마사지, 칫솔이나 치발기로 혀나 입천장 자극하기 등 다양한 자극을 꾸준히 경험토록 하는 게 그 대표적인 방법이다.

치료 사례 4

밥을 전혀 못 먹는 세민이 이야기

세민이는 남자애가 참 곱상하게 생겼다는 느낌과 더불어 심하게 말랐다는 인상을 주는 아이다. 필자가 만났을 때는 만 6세로 이듬해면 초등학교 입학이 예정되어 있었다. 자폐성 장애 진단을 받았는데 눈맞춤은 가능하지만 길게 유지하지는 못했다. 함께 노는 놀이 참여가 안 되었으며 혼자서 골똘한 표정으로 배회하는 행동을 반복하던 조용한 아이다.

억지로 유도하면 모방적인 발화를 몇 마디 겨우 하는 자폐스펙트럼장애 아동이었지만 감각추구 행동이 거칠지 않아 매우 얌전한 느낌을 주었다. 세민이의 여러 문제점을 이야기하던 중 어머님이 세민이의 식습관에 대하여 깊은 고민을 털어놓았다.

놀랍게도 세민이는 밥을 전혀 먹지 않았다. 밥이 한 톨이라도 혀에 닿으면 뱉어내고 억지로 먹이려 하면 구토를 해버린다고 한다. 밥이 아니라면 빵이라도 먹겠지 짐작을 하며 대화를 이어가니 빵도 전혀 안 먹는다고 했다.

그러면 아이는 탄수화물을 섭취할 방도가 전혀 없는 상황인데 이래서는 성장은 물론 생활도 어려운 심각한 상태다. 상세히 물어보니 초콜릿이나 과일을 주로 먹는다고 했다. 다행히 세민이는 당분의 형태로 필수 영양은 섭취하고 있어 생활을 유지하는 것이었다.

이런 현상은 구강감각의 민감성으로 인해 특정 감각에 과민성 반응을 보이는 것이다. 이런 경우 아이가 거부하는 것이 질감인지 맛인지를 세밀하게 평가해야 한다. 그래서 아이가 거부하지 않는 음식군을 개발하여 섭취하도록 하는 것이 좋다. 그리고 섭취를 거부하는 질감이나 맛은 좋아하는 음식에 소량씩 혼합하는 방식을 통하여 감각 이완을 유도해 가면 문제가 해결된다.

그러나 세민이 어머니의 경험으로는 이런 방법이 전혀 통하지 않는다고 한다. 일단 문제가 질감인지 맛이지 판단이 안 된다고 한다. 그리고 소량이라도 밥이 들어가면 귀신같이 알아내서 뱉어내기에 감각 이완을

자폐, 이거낼 수 있어

유도하였지만 실패를 반복하였다고 한다.

세민이 어머니는 시간이 소요되는 감각 이완 방식을 거부하였다. 저성장에 영양 결핍상태인 세민이의 문제를 빠르게 해결하기를 희망하였다. 그렇다면 아이에게 다소 무리가 되지만 불가피하게 단호하고 강압적인 방법을 사용해봐야 한다.

하여 일체 음식을 중지하기로 했다. 다른 음식 자극도 없애기 위해 외부 활동도 당분간 중지하기로 했다. 집 안 세민이의 활동 공간에 조그만 주먹밥을 군데군데 배치하고, 이후 상황에 단호하게 대처하기로 했다. 첫째 날 세민이는 힘들어하면서도 밥을 거부하였다고 한다. 둘째 날 저녁이 되자 작은 주먹밥으로 약간의 음식 섭취를 하였다고 한다.

이때 하루 이틀을 더 연장하여 실시해야 하지만 마음 약한 세민이 엄마는 다음날부터 밥과 과일을 같이 주었다고 한다. 그 이후부터 세민이는 완전히는 아니지만 밥을 먹는 아이로서 영양 섭취상의 문제를 해결할 수 있었다. 아이의 편식을 해결하는 좋은 방법은 아니었지만 불가피한 방법이었다.

자폐증 아동들이 신발 끈을 못 묶는 이유는?

신발 끈을 못 묶는 것은 미국에서 중증 자폐증의 상징처럼 여겨지는 듯하다. IQ 170의 천재로 열두 살 때 상대성이론의 확장 버전 논문을 발표한 제이콥 바넷(Jacob Barnett)은 생후 18개월경 자폐스펙트럼장애 진단을 받았다고 한다. 자폐 증세를 극복하고 노벨상 후보로까지 오른 그는 자신의 어린 시절을 다음과 같이 회고한다.

> "사람들은 제가 절대 배우지 못하고 생각도 못하고 말도 못하고 신발 끈도 못 묶을 거라고 했어요."

자폐를 극복하고 농구선수로 활동한 제이슨 맥얼웨인(Jason McElwain)이란 소년은 비록 후보였지만 정식 경기에 뛸 정도였다. 농구를 흉내 내는 게 아니라 제대로 농구를 할 정도의 대근육 운동 발달 능력을 보여준 것이다. 그러나 그런 그도 신발 끈을 묶는 것은 여전히 어려운 일이었다고 회고하였다.

> "내가 중학교에 다닐 때, 나는 크로스컨트리 팀에 지원했고 엄마는 코치에게 가서 내가 신발 끈을 묶지 못한다는 것을 이야기했다. 그래서 모든 경기나 연습을 하기 전에, 내 신발 끈을 묶어 주는 수호천사를 갖게 되었다."

자폐, 이겨낼 수 있어

신발 끈을 묶는 일은 소근육 운동 몇 단계를 한꺼번에 통합적으로 진행하는 과정이다. 자폐증 아동들이 이와 유사한 어려움을 보이는 것들은 다양하다. 대한민국의 자폐증 아동들에게 어렵게 느껴지는 것으로는 젓가락질이 대표적일 것이다. 이외에도 단추 잠그고 풀기, 지퍼 올리고 내리기 등 손끝 동작이 세밀하게 요구되는 미세 근육 운동에서 어려움은 극대화된다. 대근육 운동에는 아무런 문제가 없는 자폐 아동이라도 소근육의 미세 운동에서는 정도의 차이지만 미숙함을 보이게 된다.

이런 현상을 놓고 자폐 아동들의 소근육 발달이 느리다고 평가하는 경우가 많은데 이는 완전한 답이 되지 못한다. 단순히 소근육 발달 저하라면 반복 훈련으로 개선되는 경우가 많다. 그러나 자폐 아동은 반복 연습으로도 개선되지 못하는 경우가 대부분이다. 그러므로 아이를 다그치면서 반복 훈련시키는 것은 단순 학대일 뿐이다.

"신발 끈을 묶는 것을 가르치려면 1년이 걸릴지 2년이 걸릴지 몰라요. 그러니 차라리 끈 없는 운동화를 사주는 게 좋아요."

자폐 아동을 둔 한 엄마가 현실과 타협하며 아이를 기르라고 조언한 내용이다. 즉 대부분은 반복 훈련으로 개선되지 않는다는 것이다.

이런 증세가 만들어지는 근본 이유는 자폐 아동들에게 나타나는 감각분리현상 때문이다. 즉 시각-운동 통합능력(visual-motor integration)이 통합적으로 작용해야 하는데 그렇지 못한 것이다. 시각은 시각대로 운동은 운동대로 따로 움직이는 상태라 이해하면 된다. 눈에 보이는 것에 맞추어 손놀림을 조절할 수 없는 일종의 감각장애인 것이다.

이를 극복시키기 위해서는 어려서부터 시각-운동 협응이 이루어지는 놀이를 다양하게 경험토록 해야 한다. 까꿍놀이, 술래잡기, 보물찾기부터 시작해서 레고놀이, 퍼즐 맞추기와 피아노 연주에 이르기까지 시각-운동 통합능력(visual-motor integration)이 작동하는 놀이를 찾고 시행하는 게 매우 도움이 될 것이다.

자폐증 아동들의 움직임이 불안정하고 둔한 이유는?

자폐증을 앓고 있으면서도 운동선수로 활약하는 사람들이 종종 소개된다. 영화 〈말아톤〉에 소개된 사례도 있고 수영선수로 활약한 김진호 씨도 있다. 최근에는 골프선수로 활동 중인 자폐증 청년 이승민 군도 있고 외국에서는 농구선수의 사례도 있다.

이렇게 자폐증 상태이지만 운동을 잘하는 경우도 종종 있다. 그러나 이는 드문 경우다. 대부분 자폐증 아동들이 운동을 잘하기는 매우 힘들다. 대체로 일반 아동에 비하여 운동능력이 현격히 떨어지는 경향이 뚜렷하다.

가장 흔하게 관찰되는 것이 자전거 타는 법을 배우기 힘들어 한다는 것이다. 두발자전거는 물론이고 세발자전거를 타기도 힘들어하는 아이가 많다. 세발자전거에 앉아 페달 위에 발을 얹혀주고 발에 힘을 주어 밀라고 모범을 보여주어도 아이는 페달에 힘을 주지 못하고 허벅지에 긴장도만 높일 뿐이다. 아이는 얼굴이 뻘게져 힘들어 하지만 자전거는 꼼짝을 안 한다.

자폐 아동도 머릿속으로는 페달을 구르면 자전거가 전진한다는 사실을 인지한다. 그러나 페달을 구르도록 힘을 줄 수 있게 체계적으로 자신의 운동을 나열하지 못하는 것이다. 이른바 통합운동능력에 장애가 있는 상태인 것이다.

통합운동장애로 인하여 자폐증 아동들은 걸음을 늦게 떼는 일이 흔하다. 보통 아이들은 돌을 전후하여 걷는 것이 일반적인데 자폐 아동은 16~18개월경 보행하는 경우도 많다. 보행하려는 의지와 인식이 있어도 그것에 맞게 다리의 근육을 체계적으로 작동시키는 것이 미숙한 것이다.

증세가 심한 아이들은 늦게 걷는 데 그치지 않는다. 보행은 하지만 우스꽝스럽게 뒤뚱거리는 모습으로 걷는 경우도 있다. 능숙하게 근육의 균형을 조절하지 못하는 것이다. 아주 심한 아이들은 보행뿐 아니라 상체의 움직임도 조절하지 못하는 경우도 있다.

필자가 치료하는 자폐 아동 중에는 손을 능숙하게 방향 전환하지 못하는 아이도 있었다. 보행하며 팔을 움직일 때는 문제가 없는데 장난감을 잡으려 손을 뻗을 때면 마치 뇌성마비 아이가 아닌가 싶을 정도로 움직임이 어눌해져 보호자가 손을 잡아주어야만 장난감을 잡을 수 있었다.

자폐증 아동들은 어릴 적 까치발로 걷는 경우가 자주 있다. 이런 현상도 통합운동장애의 일종으로 보인다. 까치발로 걷는 아이들을 모래밭이나 진흙밭같이 다른 감각이 느껴지는 곳에서 걷게 하면 제대로 된 자세로 걷는 경우가 많다고 한다.

대근육 운동에서 이상증세를 보이는 통합운동장애 증세는 전정-운동감각의 통합장애가 근본 원인이다. 신체 균형을 인식하고 그것에 맞게 운동 상황을 배치하지 못하는 감각분리현상이 문제가 되는 것이다. 이런 아이들은 전정감각에 자극이 많이 가해지는 운동놀이를 일상화시켜야 한다. 그래야만 운동능력이 개선된다.

간절히 바라보면서도 손으로 만지지 못하는 세연이

세연이는 5살 여자아이다. 치료차 병원에 들어서기만 하면 자동으로 울어서 주변 사람들을 무척 힘들게 하는 아이다. 세연이는 초보적인 눈맞춤이 가능하지만 보행하는 모습이 매우 독특했다. 어기적거리며 걷는 모습이 금방이라도 쓰러질 듯했다. 자폐스펙트럼장애 아동들은 대체로 늦게 걷는 경향이 있지만 결국 대부분 정상보행을 하게 된다. 5살이 되도록 정상적인 보행을 못하는 자폐증 아이는 매우 드물다.

세연이는 신체 놀림의 조절력이 현격히 떨어지는 아이다. 자신이 원하는 행동이나 동작을 의도해도 신체가 감각적으로 반응하지 못한다. 매우 놀란 사건이 있었는데 장난감 버튼을 누르려고 시도하지만 실패하는 세연이의 모습이었다. 그 아이의 간절한 눈빛을 생각하면 지금도 가슴이 아프다.

버튼을 누르면 소리를 내는 장난감 총이 있었다. 그것으로 소리를 내는 놀이를 하면 세연이는 흥미가 있는지 울음을 멈추고 뚫어지게 쳐다보고는 했다. 그러길 며칠 지나자 여느 아이들과 마찬가지로 세연이는 장난감 총을 누르는 시도를 하겠다는 의지를 보였다. 눈으로 장난감 총의 버튼을 뚫어지게 쳐다보고 서 있는 자세를 유지했다. 누가 봐도 세연이가 장난감 총을 응시하는 것을 알 수 있는 정도였다. 그러고는 서서히 손을 움직이기에 총을 잡겠거니 했는데… 세연이의 손가락은 엉뚱하게도 앞쪽이 아니라 옆쪽을 향하고 있었다.

눈은 앞의 물건을 보는데 손가락은 옆쪽을 향하는 이 기괴한 상황을 엄마가 설명해주었다.

"세연이는 이때 손가락에 자극을 주면 제대로 방향을 잡아서 물건을 향하게 돼요."

엄마가 세연이의 손등에 자신의 손을 올리자 마법 같은 일이 벌어졌다. 세연이는 눈으로 응시하는 장난감 총의 버튼을 향하여 서서히 손을 뻗었고 곧 버튼을 누르는 데 성공하였다.

세연이는 자신의 신체를 스스로 감지할 수 있는 감각처리능력에 이상이 있었던 것이다. 말단 부위의 촉각과 더불어 고유수용성감각을 스스로 인식 처리하지 못하는 것이다. 이런 이유로 보행도 부자연스러운 상태였던 것이다. 이때 엄마가 터치를 해주면 엄마의 손을 통해서 신체 인식이 가능해지며 감각처리가 되는 것이다.

세연이가 진료실에 들어와서 울고 짜증내는 것이 없어질 즈음 보행하는 모습이 한결 자연스러워졌다. 그리고 손놀림도 점차 정상화되기 시작하였다.

타인의 마음을 이해하기 힘든 자폐증 환자들

자폐증 환자들은 타인의 마음을 이해하고 공감하는 능력이 매우 부족하다. 능숙한 사회적 의사소통이 이루어지려면 타인의 마음에 대한 공감이 전제되어야 한다. 슬퍼하는 사람에게 농담으로 웃음을 유도하려고 한다면 공감을 얻기 어려운 이치와 같다.

얼마 전 경찰관 총격 사건으로 숨진 5명의 추모식 현장에서 부시 전 대통령의 부적절한 행동이 논란이 되었다. 희생자를 애도하는 합창 중 추모식에 어울리지 않는 행동을 했다고 한다. 노래를 같이 부르던 부시 전 대통령이 좌우로 몸을 흔들며 리듬을 탔고 눈웃음을 지었으며 팔까지 흔들어가며 흥겨워했으니 논란이 될 만하다.

부시 전 대통령은 성인 ADHD일 것이라고 자주 거론되는 사람이다. 그런데 이날 모습을 보니 ADHD만이 아니라 자폐스펙트럼장애도 있는 것이 아닌가 생각이 들었다. 부시 전 대통령의 부적절한 행동처럼 자폐증 환자들은 타인과 교감하는 능력 자체가 결여되어 있다.

자폐증 환자들에게 타인의 감정을 이해시키기 위하여 다양한 방법이 적용되고 있다. 그중 대표적인 것이 사람의 표정 그림 카드나 사람의 표정 이모티콘을 이용하는 방법이다. 그림을 보고 화난 표정이나 슬픈 표정을 익히게 만들어 적절한 행동을 할 수 있게 도와주는 것이다. 장애가 심하면 이런 과정이라도 거쳐 도와주어야 하지만 이는 근본적인 치료라 보기는 어렵다.

자폐증 환자가 타인의 마음에 공감하는 능력이 부족한 이유는 무엇일까? 근본적인 이유는 안면식별능력이 현저하게 떨어지기 때문이다. 사람의 안면을 인식하는 대뇌 영역이 활성화되지 못하고 사물을 인식하는 뇌 영역에서 안면을 인식하기에 미세한 안면의 차이를 구별하지 못하는 것이다. 사람의 표정이란 안면근육의 변화로 만들어지는데 안면식별능력이 떨어지니 사람의 마음을 이해할 수단 자체가 없는 것이다.

경증의 자폐증 환자들 중에는 안면식별능력을 갖춘 사람도 있다. 그들은 어느 정도 눈맞춤도 하고 어느 정도 사람에게 관심을 보이기도 한다. 이런 자폐증 환자의 경우는 적절한 사회적 경험이 쌓이면 충분히 타인의 마음을 읽는 공감 능력이 향상될 수 있다.

타인의 의사에 맞추어 소통작용을 하는 연령대는 대체로 생후 6

개월부터 시작하여 18개월까지 급격하게 발달하게 된다. 이 연령대에 사회적 교류가 풍부하게 이루어진다면 타인의 표정과 정서를 결합하여 이해하는 능력도 같이 자라게 된다. 그러나 이 시기 적절한 교류가 상실되면 자폐증 아이는 물론 일반인도 타인의 마음에 대한 공감 능력이 현격히 떨어지기 마련이다. 이 시기를 자폐증 상태로 고립화되어 지낸 아동들은 표정 자체를 이해하지 못하게 되는 것이다.

다행히 때늦은 경우라도 가정 내에서 자폐 아동과 적극적인 감정 교류가 이루어지는 놀이치료를 체계적으로 진행한다면 이런 현상은 상당 수준 완화시킬 수 있다.

필수 핵심 정보 8

자기 자신을 구별하지 못하는 티모시 이야기

자폐증에 관련하여 영국 BBC 방송에서 제작된 양질의 다큐멘터리가 있어 소개한다. 한국에서는 사이언스 TV에서 〈자폐증의 수수께끼〉라는 제목으로 소개되었다. 유튜브에서 동일한 제목으로 검색하면 자막이 달린 방송을 접할 수 있다. 인터넷 주소는 다음과 같다.

https://www.youtube.com/watch?v=SHeg9d7Y3y8

다큐멘터리는 티모시 가족의 이야기로부터 출발하여 자폐 화가 데이비드, 아스퍼거증후군 가족, 그리고 전문가들의 다양한 의견까지 더해진 양질의 내용으로 구성되어 있다. 자폐증 환아를 둔 가족이나 그 치료에 종사하는 사람이라면 필히 시청해야 할 내용이다.

영상을 시청하며 꼭 유념했으면 하는 부분은 티모시가 자기 자신을 인식하지 못한다는 사실이다. 티모시의 여동생은 안면식별을 잘 못한다는 자폐인의 특징을 확인하기 위하여 티모시의 고등학교 시절 동영상을 오빠에게 보여준다. 동영상에 나오는 티모시를 손가락으로 가르키며 오빠라고 설명을 반복하지만 정작 티모시는 그에 대한 관심도 반응도 전혀 없다. 자신 자신을 식별하지 못하는 것이다.

자폐증 환자가 얼굴식별능력이 떨어지는 것은 잘 알려진 이야기다. 그러나 티모시는 놀랍게도 자기 얼굴조차 식별하지 못한다. 이런 현상은 단순하게 안면인식능력만의 문제가 아니다. 근본적으로 자기 자신에 대한 구별 의식을 제대로 가지기 어렵다는 것이다.

전형적인 중증 자폐증의 경우 자신과 세계와의 경계를 제대로 인식하기 어려운 것으로 보인다. 자신과 세계와의 경계를 인식하는 데는 촉각이 주로 작용한다. 그리고 일부 고유수용성감각이 보조적으로 작용한다. 그러나 중증 자폐의 경우 촉각과 통각에도 문제가 있어 통증을 잘 느끼지 못하며 촉각에 교란 현상이 많다. 이런 특징은 신체경계를 인식하지 못하여 잦은 부상을 동반하고는 한다.

이런 특징 때문에 자폐증 아동들은 자기 자신을 감각하고 인식하는 기회를 가지지 못한 채 성장하게 되는 것이다. 자폐증을 극복하는 첫걸음은 자기 자신을 인식하는 것이다. 자기 자신과 세계를 구별하는 인식 체계가 없다면 자폐증을 극복할 수 없다.

성장 과정에서 부모와 함께 이루어지는 왕성한 스킨십은 자기 정체성을 일깨워주는 촉각 자극을 주는 과정이다. 거울을 이용하여 자기 자신을 관찰하도록 기회를 제공하는 것 역시 자기 자신에 대한 인식을 증가시키는 기회를 제공한다. 때문에 자폐 아동에게는 다양한 신체 접촉을 교류하고 경험토록 해야 하며 그 과정을 스스로 관찰하도록 배려해야 한다. 이는 자폐증을 치료하기 위한 출발점이자 종착점이기도 하다.

자폐스펙트럼장애 아동의 감정표현능력

표정 없이 허공만 응시하며 말을 못하는 아이. 자폐스펙트럼장애 아동의 전형적인 모습이다. 멍하니 허공만 바라보니 아이에게는 감정이 없는 것으로 느껴지기 쉽다. 그러나 이는 오해다. 여러 경로로 확인되는 점은 자폐증은 감정 없는 사이코패스와는 다르다는 것이다.

말을 능숙하게 하는 아스퍼거증후군의 경우도 감정 전달이 미숙하기는 마찬가지다. 매우 기계적인 언어표현에는 능숙하지만, 자신의 감정을 능숙하게 전달하지는 못한다. 대체로 자신이 관심 있는 주장만을 반복적으로 제시하는 대화 형태를 띠게 된다. 그러므로 이야기를 하다보면 정서적으로 메마른 인간과 이야기를 하는 느낌을 주게 된다.

중증 자폐증 아동뿐 아니라 아스퍼거증후군 역시 감정이 메마른 것은 아니다. 다만 자신의 감정을 타인에게 전달하여 공감을 불러일으키는 능력이 부재한 것이다. 이렇게 자폐스펙트럼장애는 언어능력이나 지능발달수준과 무관하게 자신의 감정을 표현하지 못한다. 결국 자폐스펙트럼장애를 규정하는 사회성 부족이란 본질상 감정-정서의 교류장애이기도 하다. 이런 현상이 왜 발생하는 것일까?

중증 자폐증 아동의 경우는 감정-정서 교류를 이룰 경험 자체가 부족한 상태이다. 이들은 안면식별능력이 부족하여 사람들의 얼굴을 구별하지 못한다. 그러니 안면의 미세한 변화로 표현되는 인간 감정의 변화를 학습할 기회를 얻지 못한다. 타고나기도 부족한 상태에서 감정적인 체험이 현격히 부족하니 감정교류 능력이 개발될 기회 자체를 상실한 것이다.

이런 경우 자폐 아동에게서 사회적 미소를 유도해내는 것이 매우 중요한 과제가 된다. 사회적인 미소를 표현하는 것은 감정-정서 교류의 첫 번째 단계이기 때문이다. 사회적 미소를 유도하기 위해서는 주 양육자가 아동의 요구를 철저히 존중해야 하며 아동의 요구에 매우 즐거운 방식으로 응답을 반복해야 한다. 일반 아동에 비하여 느리지만 자폐 아동들 역시 반복된 경험을 통하여 사회적 미소를 획득하게 된다.

아스퍼거증후군같이 언어능력이 풍부한 경우 감정표현을 못하는 것은 일종의 표현력의 장애이다. 감정과 정서를 적합하게 나열하는 것도 일종의 감각통합능력이다. 그러나 감각이 극단적으로 분리된 상태인 자폐증은 팔다리의 움직임이 어눌하듯이 감정-정서의 표현도 외화시키는 데 매우 서툰 상태인 것이다.

이런 상태를 극복하는 데는 양육자가 자폐 아동의 표현 방식이 원활하도록 도움을 주는 것이 필요하다. 가장 좋은 방법은 적절한 감정 표현 방식을 모방을 통하여 익히도록 하는 것이다. 모방을 할 수 있는 표현 방식은 반복적인 교류가 쌓이게 되면 스스로 표현할 수 있게 된다.

자폐 아동의 감정표현능력을 재고시키는 것은 결코 불가능한 과제가 아니다. 발달단계에 맞게 적절한 교육과정을 거치면 표정을 풍부하게 나타낼 수 있는 상태에 도달할 수 있게 된다.

자폐, 이겨낼 수 있어

대뇌의 인간 인식 영역의 퇴화

앞서 말했듯이 자폐증 아동들은 안면인식능력이 떨어진다. 그로 인하여 미묘한 감정 변화 등이 안면에서 표현되는 것을 인식할 수가 없다. 과연 이런 상태가 단순히 기능 저하상의 문제인지 아니면 기질적인 이상에 따른 문제인지 확인할 필요가 있다. 단순한 기능 이상이라면 치료든 훈련이든 적절한 과정을 통하여 개선이 가능할 것이지만 기질적인 이상에 기초한 것이라면 이는 개선 가능성이 매우 떨어질 것이다.

앞서 소개한 BBC 다큐멘터리 〈자폐증의 수수께끼〉는 이 문제에 대한 해답을 주고 있다. 다큐멘터리 후반부에 핀란드 헬싱키에서 자폐증 환자의 뇌를 연구 중인 앤서니 베일리(Anthony J. Bailey) 교수의 연구 내용이 소개되는데 이것이 해답의 실마리다. 그의 실험에 의하면 자폐증 아동들은 사람을 보면 후두엽의 안면인식 영역이 활성화되는 게 아니고 그 인접부인 사물 인식영역이 활성화된다고 한다.

즉 얼굴을 인식하는 통로가 소실되어 얼굴을 사람의 안면으로 인식하는 게 아니라 얼굴이라는 사물로 인식한다는 것이다. 그러므로 얼굴과 사물은 구별할 수 있지만 사람과 사람의 얼굴 차이는 인식하기 힘들며 사람의 얼굴에서 나타나는 미묘한 차이를 감별하여 감정적인 교류를 하는 데 어려움을 노출하게 된다.

대뇌피질에서 사람 인식의 통로가 닫힌 시기는 언제일까? 대뇌피질의 기능 영역은 출생부터 고착된 상태를 유지하지 않는다. 외부 자극의 기록으로써 피질의 영역이 기능적인 분화를 하는 것이다. 그러므로 자폐증에서 사람 인식의 통로가 닫히는 것도 출생 직후가 아니라 출생 후 성장 과정을 거치면서 일어날 것이다. 즉 자폐는 태어나자마자 고착된 것이 아니라 점차 고착이 진행되는 것으로 이해된다.

그러므로 자폐 아동들은 치료를 잘하면 눈맞춤을 잘하게 될 수 있다. 이는 대뇌피질에서 사람의 안면인식 영역이 활성화되어 사물의 인식 영역과 구별이 된다는 것을 의미한다. 그러나 자폐증 아동이 만 6~7세를 넘어가면 아무리 치료가 잘돼도 눈맞춤을 제대로 하지는 못한다. 이미 사람 인식의 통로가 소실된 채 고착이 된 것이다.

자폐의 진정한 치료란 대뇌피질의 활성화 영역을 정상화하는 과정이다. 이는 어려서나 가능하기 때문에 치료의 적기가 있음을 명확히 이해해야 한다.

자폐증 환자와 히키코모리

아스퍼거증후군 환자와 인터뷰를 한 보고를 보면 자폐증 환자들은 사람들과 대화를 나누거나 함께 일을 하는 상황 자체가 고통스럽다고 한다. 언어표현이 불가능한 중증 자폐증 환자들의 경

자폐, 이겨낼 수 있어

우도 새로운 사람과 접촉할 때면 긴장한 표정이 역력한 것을 쉽게 관찰할 수 있다.

사람과의 접촉을 기피하는 자폐증 환자들의 특징을 때로는 히키코모리*와 비교하기도 한다. 세상과의 접촉을 거부하고 방에만 틀어박혀 지내는 히키코모리를 고기능자폐증의 일종이라 주장하는 사람들도 있다. 그러나 히키코모리의 경우는 소통 자체가 선천적으로 불능인 게 아니라 소통을 기피하는 것이라 자폐증과는 뚜렷하게 구별된다.

자폐증 환자들의 경우 사람과의 접촉만을 거부하는 것이 아니다. 본질적으로는 환경 변화를 무서워하고 거부하는 경향이 있다. 새로운 환경에서는 그에 맞추어 시각적인 처리와 청각적인 처리 그리고 운동감각적인 처리 등을 새롭게 처리해야 한다. 스스로의 감각을 통합적으로 조절하기 힘든 자폐증 환자들에게 이는 매우 힘든 과정이다.

시각장애인이 습관처럼 매일 같은 길을 다니다가 전혀 새로운 길을 도움 없이 걸어가야 하는 상황에 놓였다고 상상해보라. 당연하게도 신경은 곤두서며 혹시나 위험 상황이 있을까 두려울 것이다. 자폐증 환자들도 환경이 바뀌면 유사한 공포감을 느끼는 것이다.

─────────

*히키코모리는 '틀어박히다'라는 뜻의 일본어 '히키코모루'의 명사형으로, 사회생활에 적응하지 못하고 집안에만 틀어박혀 사는 사람들을 일컫는다. 1970년대부터 일본에서 나타나기 시작해, 1990년대 중반 은둔형 외톨이들이 나타나면서 사회문제로 떠오른 용어다. ─편집자 주

전혀 새로운 색깔과 형상, 전혀 새로운 소리 그리고 어떻게 걷고 어떻게 움직여야 할지 모르겠는 새로운 상황들….

물론 감각적으로 과둔한 자폐증 환자들의 경우 정반대의 행동 양식을 보이기도 한다. 그러나 대부분의 자폐증 환자들이 변화된 환경을 거부하는 이유는 이와 같다. 그중 사람은 가장 대하기 어려운 존재다. 사물의 움직임은 조금만 관찰하면 같은 패턴을 보이기에 적응이 점차 수월해진다. 반면 사람들은 자폐증 환자들이 예상할 수 없는 패턴의 움직임과 소리를 내는 존재다. 그러므로 사람과 접촉하는 것은 그 자체로 공포인 경우가 많은 것이다.

자폐증 환자에게 변화된 환경을 만들어준 뒤에는 시각장애인을 안내하듯이 천천히 적응할 시간을 주어야 한다. 또한 새로운 사람과의 접촉을 유도하려면 그 만남을 즐길 수 있게 해주어야 한다. 그렇게 반복된 과정을 거치며 자폐증 아동들은 세상의 변화에 좀 더 쉽게 적응해 갈 수 있게 된다.

자폐증, 말이 늦는 이유는?

외견상 자폐스펙트럼장애를 규정하는 가장 큰 공통성은 언어지연 현상이다. 보통의 부모들은 아이의 문제점을 잘 알아채지 못하다가 말이 너무 늦어진다는 것 때문에 서서히 문제점을 자각하게 된다. 그러나 이를 심각한 발달장애로 인식하기보다는 단순 언어지연으로 생각하여 대부분 아동발달센터의 언어치료를 찾는 것이 현실이다.

아스퍼거증후군이나 비언어적 학습장애 등과 같은 특수한 유형의 자폐스펙트럼장애의 경우 언어발달에 문제가 안 되는 경우도 있지만 이는 일부일 뿐이다. 대부분은 언어발달상에서 지연과 심각한 능력 결여를 나타낸다. 자폐 아동들이 여러 가지 발달상의 문제 중에서도 유달리 언어발달에 현격한 어려움을 겪는 이유는 무엇일까?

이는 자폐증의 본질이 사회성 결함에 있으며 언어발달이란 사회성발달의 종국적인 결과물이기 때문이다. 언어는 발음되는 말로만 구성되는 것이 아니다. 언어를 가능하게 하는 구성 요소 중 사회적 경험과 교류 능력이 80%를 차지한다면, 구강 내에서 이루어지는 발성 기능은 20% 정도 수준이라 해도 무방하다.

인간과 인간을 교감할 수 있게 하는 감정-정서의 교류 과정은 사회성을 구성하는 데 기초가 된다. 감정-정서의 풍부한 교환기를 거친 다음에는 보다 효율적인 감정교류를 위하여 비언어적인 의사소통 과정이 뒤따른다. 즉 눈빛, 얼굴 표정, 감정 섞인 소리, 몸짓 등을 이용하여 자신의 감정과 정서를 타인에게 전달하고자 한다.

이렇게 비언어적인 의사소통 과정이 풍부해지고 나면 보다 효율적인 감정-정서 교환을 위하여 직접적인 의사소통을 시도하게 되고, 그 결과 언어가 기능으로 출현하기 시작하는 것이다. 그러므로 앞서 존재해야 할 감정-정서의 소통기, 비언어적인 의사소통기를 충분히 거치지 못한다면 언어출현을 기대하기는 어렵다.

자폐스펙트럼장애 아동들은 감정-정서의 교류장애를 가지고 있기에 이런 의사소통의 발달과정을 제대로 경험하지 못하게 된다. 그러므로 언어 기능을 아무리 가르친다 해도 언어표현이 발달하지 않는다.

자폐 아동에게 언어를 가르치기 위하여 언어 자극을 기계적으로 주는 경우가 많다. 특히나 부모들의 경우 마음이 조급하여 직접적이며 강압적인 언어발화를 아이에게 요구하는 경우가 흔하다. 아동의 사회성 발달단계를 넘은 언어의 요구는 아이에게 고통을 강요하는 것이 되며 아이의 자폐적 성향이 더 강화되는 역효과를 낼 수도 있다.

효과적인 언어 자극을 위해서는 아동의 사회성 발달수준을 엄격하게 평가하여 적절한 사회성발달 프로그램을 선행하는 것이 좋다. 직접적인 언어치료는 그 이후에 보다 의미 있고 효율성을 띨 수 있기 때문이다.

수용언어는 가능한데 왜 표현언어는 안 될까?

자폐 아동의 언어발달 지연에도 여러 가지 유형이 있다. 수용언어와 표현언어로 구별하여 평가하면 둘 다 발달이 같이 늦어지는 경우는 드물다. 일반적인 언어발달은 수용언어와 표현언어가 나란히 발달하기 마련인데 자폐스펙트럼장애 아동의 상당수는 수용언어에 비하여 표현언어의 발달이 늦어지는 경향이 있다. 발화가 전혀 안 되는 아이들도 밥 먹자, 나가자, 가져와 등등 일상생활에서 쓰

자폐, 이거낼 수 있어

는 말에는 지시를 따르는 경우가 많다.

이렇게 일정 정도 수용언어 능력상에는 발달이 나타나니 아이가 말문이 트이는 데 늦을 뿐이라며 위안하는 부모가 많다. 이로 인하여 자폐증의 조기 발견이 지연되는 경우가 대부분이다. 말귀를 알아 들으니 언어능력이 있다고 추정하는 것이다. 일견 타당성이 있는 주장이지만 수용언어의 발달도 생활적인 용어 수준에 머무르는 경우가 많고, 초기 발달을 거치고는 이내 정체되는 경우가 대부분이다.

수용언어의 발달에 비하여 표현언어 발달상에 지연이 발생하는 이유는 무엇인가? 이렇게 언어발달상에서 불균형이 만들어지는 이유는 무엇일까? 이를 이해하면 자폐증 아동들의 특징과 행동 양식을 깊게 공감할 수 있게 된다.

청각 기능과 대뇌피질의 청각정보처리 및 저장 기능은 수용언어의 발달에 관여하는 대표적인 기능이다. 자폐증은 청신경 자체에 문제가 있는 것이 아니다. 또한 청각정보를 입력하고 저장하고 판단하는 대뇌피질의 역할에도 이상이 없다. 그러므로 사람 소리를 들을 수도 있고 그것의 저장도 가능하다. 다만 사람의 음역대 정보에 집중하지 못하여 주변의 소음 정보까지 혼재된 청각정보의 사회적 처리가 어려운 것이다. 그러기에 중증 자폐증이라도 말은 못하지만 아주 논리적이고 고차원적인 언어를 이해하는 수용언어발달이 가능한 것이다.

그러나 이는 특수한 사례다. 대부분 자폐 아동의 경우 자신의 이해가 가능한 수준의 정보만을 취합하여 사용할 뿐이다. 그러므로 일상생활상에서 자신의 요구와 관련된 내용에 대한 수용성만 증가하는 경향이 있다. 그러나 꾸준히 정보를 제공하면 정보의 수용성은 상당한 수준까지 발달할 수 있다.

반면 표현언어는 자신의 감정-정서를 전달할 욕구가 형성되어야 발달을 시작한다. 그러나 자폐증은 세상과 소통을 시도하지 않은 채 자신만의 세계에 고립되기를 선택하기 때문에 표현언어는 현격한 발달지연이 발생하는 것이다. 그러므로 표현언어는 자폐증 본연의 치료에 기초해야만 발달이 가능한 것이다. 이런 특징 때문에 자폐증에는 수용언어 능력과 표현언어 능력 사이에 발달수준의 차이가 만들어지는 것이다.

반향어의 발생 원인

자폐스펙트럼장애 아동들의 언어발달에 가장 큰 문제가 되는 것은 무발화증일 것이다. 아무런 말을 못하는 것을 제외하면 이후로는 반향어적 상태에 있는 경우가 매우 많다. 대체로 상황과는 무관하여 의미를 찾을 수 없는 단어나 문장을 반복하여 말하는 것을 반향어(反響語, echolalia)라고 한다. 정상적인 언어발달을 하자면 반향어가 수정되어야 하는 데 쉬운 일이 아니다. 반향어는 왜 만들어지는 것일까? 이를 알아야 그것을 고칠 방법도 모색할 수 있을 것이다.

반향어는 일반 아동의 언어발달 과정에서도 자연스레 등장한다.

자폐, 이거낼 수 있어

대체로 유아들은 생후 9~12개월경이 되면 말을 의식적으로 모방하는데 이게 반향어의 형태를 띤다. 이후 언어발달이 진행되며 반향어는 줄어들고 정상적인 단어와 문장을 이용한 언어가 발전하게 된다.

12개월에서 18개월경이면 상호작용이 증가하며 점차 단순 단어 표현이 등장하는 시기다. 이 과정에서 사회성발달에 지장이 생기면 자폐스펙트럼장애 아동은 반향어 상태에 머문 언어를 보이게 된다. 결국 반향어에 머문 아동의 상태란 생후 12개월 수준의 발달수준에 머문 상태를 의미한다.

사회성발달의 정체나 왜곡으로 반향어에서 언어발달이 지체된 이후에는 언어기능이 발달함에 따라 반향어 감소 경향을 보이게 된다. 그러나 언어기능이 정체된 상태라면 언어기능을 넘어서 다양한 기능으로 반향어가 등장하게 된다. 그중에서 가장 주목해야 할 것 몇 가지만 정리해보자.

무엇보다 부모가 아이에게 제약을 가하는 언어를 사용하면 반향어로 응답하는 경우가 많다. 예컨대 지시나 직접적인 질문 또는 주의집중의 요구 등에 아동은 긴장된 상태를 반향어로 표현하게 된다. 역으로 제약이 적은 발화 즉 긍정적인 의견이나 배려 있는 발화에는 반향어가 적은 형태로 반응하게 된다. 또한 반향어는 익숙하지 않은 사람과의 대화나 익숙하지 않은 상황에서의 대화에 빈번하게 나타나는 경향이 있다. 반향어를 대화를 기피하는 방법으로 사용하기도 하는 것이다.

이런 반향어를 줄이기 위해서는 전반적인 사회성발달과 언어발달을 유도하는 게 근본적인 대책이다. 그러나 그전이라도 반향어를 줄이기 위해서는 아이의 반향어가 발생되는 상황을 잘 이해하고 스트레스와 부담이 경감된 환경을 조성해주어야 할 것이다.

자폐스펙트럼장애를 극복하는 의사소통법의 개발

자폐스펙트럼장애를 한마디로 규정하면 어떤 장애라 해야 할까? 아직도 자폐증에 대한 편견은 뿌리가 깊어서 이 문제에 대하여 명확한 답은 내려지지 않았다. 예를 들자면 뇌성마비는 운동장애를 의미한다. 결코 지능장애나 인격장애 혹은 심리장애가 아니라 운동장애임을 잘 이해하고 있다.

그러면 자폐증을 규정하는 공통의 장애는 무엇인가? 많은 사람이 자폐증 아동은 지적 저하나 정신과적 이상 또는 심리적인 장애가 있어 사회적인 기능수행을 못하는 것으로 이해한다. 그러나 자폐증에 관한 공통의 규정은 '사회적인 의사소통 장애'이다. 지능도 정신도 심리도 문제가 아니며 기능과 능력의 부족은 더더욱 아니다. 놀랍게도 그 부분은 지극히 정상적인 수준이다. 다만 이들은 타인과의 의사소통에서 아주 미숙한 능력을 보유하고 있어 고립된 상황에 빠지게 될 뿐이다.

이런 이유로 자폐스펙트럼장애 문제를 전 사회적으로 완전히 극복시키기 위해서는 자폐증 환자와 의사소통을 할 수 있는 도구를 만들어야 한다. 필자는 그 유력한 대안 중 하나가 뇌파소통기술이 될 것이라고 생각한다. 뇌파소통이란 생각하는 내용을 뇌파로 읽어 모니터에 출력하는 컴퓨터 기술이다. 자폐증 환자의 생각은 독특하기는 하지만 아주 정상적인 사고를 유지하고 있다. 다만 이를 전달하고 전달받는 의사소통 기술을 발휘하지 못할 뿐이다. 그러므로 뇌파 기술이 개발된다면 우리는 자폐인과 아주 무난한 소통이 가능해질 것이다.

이와 관련된 TED 강연이 있다. 유튜브에서 '아스퍼거인의 소통법'으로 검색하면 한국어로 자막 처리된 해당 영상을 볼 수 있다. 인터넷 주소를 이용하려면 다음과 같다.

https://www.youtube.com/watch?v=_hOnsqbEIVs

이 강연의 주인공은 알릭스 제네로스(Alix Generous)라는 여성이다. 아스퍼거증후군으로 진단되어 학교생활 및 사회생활에서 심각한 어려움을 겪었는데 그 경험을 아주 담담하고 유머러스하게 전달하고 있다. 그녀는 어려움을 잘 극복하고 대학생 시절에 이미 〈AUTISMSEES〉라는 생명공학 회사를 창립하여 공동대표로 일하고 있다. 이 회사는 자폐증이 있는 사람들의 사회적인 의사소통을 돕는 프로그램을 개발하고 공급하는 일을 하고 있다.

그녀는 강연 말미에 다음과 같이 이야기한다.

"그런데 문제점은 이들이 지닌 기발한 생각과 발상들이 의사소통장애로 인해 함께 공유될 수 없다는 점입니다. 그래서 매일 많은 자폐인이 소외되고 악용당하고 있습니다. 제 꿈은 이것을 바꾸는 것이며 그들의 성공을 가로막는 장애물을 없애는 것입니다."

우리는 그녀의 말에 진심으로 귀 기울여야 한다. 자폐인들과 사회적인 소통을 못하는 것은 어찌 보면 현대사회의 발전수준의 한계일 뿐이다. 좀 더 기술이 진보하면 오래지 않아 자폐증이 있는 사람들과 진지한 토론을 하고 함께 어울려 일을 하는 때가 올 것이다. 그전이라도 우리는 그들의 소통방식을 이해하려고 노력해야 하며 그들과 함께 하기 위하여 노력해야 한다.

자폐증의 원인과 부모의 양육 태도

자폐증의 또 다른 이름은 캐너증후군이다. 지금은 사용하지 않지만 아스퍼거증후군과 대비되어 저기능자폐증 일반을 캐너증후군이라 지칭하기도 했다. 이 명칭은 자폐증 일반에 대하여 증상분류를 기록한 최초의 사람이 존스홉킨스대학의 소아정신과 의사인

자폐, 이겨낼 수 있어

레오 캐너(Leo Kanner) 박사의 이름을 따서 만든 것이다.

레오 캐너 박사의 보고는 오래전인 1943년에 이루어졌지만 자폐증에 대한 아주 정확한 증상을 기록하고 있다. 그러나 몇 가지 결정적인 오류가 있는데 그중 가장 큰 것은 자폐증의 원인론일 것이다. 캐너 박사는 자폐증이 만들어지는 원인을 후천적인 원인에서 찾고 아이의 양육과정을 문제점으로 지적하였다.

캐너 박사는 자폐증의 원인이 엄마가 아이에게 사랑과 감정표현을 제대로 주지 못하는 것이라고 했다. 이후 이 주장을 브루노 베텔하임(Bruno Bettelheim)이 받아서 '냉장고 엄마(refrigerator mother)'론을 주장하였다. 냉장고같이 차가운 감정 상태의 어머니에게서 육아되며 자폐증 아동이 만들어진다는 주장이다. 현대에 이르러 자폐증의 원인이 뇌조직의 구조적 이상에 기초하며 선천적인 원인이 강하다는 것이 밝혀졌지만 캐너식의 오해는 지금도 이어지고 있다.

자폐증 아이를 둔 부모라면 누구든지 자신을 자책하는 경향이 있다. 자신이 육아를 잘못하여 아이가 이상해진 게 아닌가 하고 자책한다. 특히나 맞벌이하는 부모의 경우 아이를 어려서부터 어린이집에 보내는 사례가 많다 보니 이런 오해는 커지기 마련이다. 그러나 절대 부모의 양육 태도가 자폐증을 만들어내지는 못한다는 것은 과학적으로 명확한 사실이다.

때로는 자폐증에 대한 오진이 부모의 책임론을 만들어내기도 한다. 자폐증의 조기 발견체계가 미비한 한국의 현실에서는 자폐 성향의 어린이를 놓고 단순히 부모와 애착 관계가 불안정해서 발생하는 문제라 여기는 경우도 적지 않다. 이에 따라 부모와의 애착 관계 형성을 위한 심리치료가 시행되기도 한다. 자폐증은 결코 애착 관계 부족과는 차원이 다른 질환이다. 모자간의 애착론으로 유아기의 자폐적 성향을 설명하는 것 역시 문제가 있다.

자폐증의 원인에 대해서는 다음 기회에 체계적으로 다루겠다. 지금 이 자리에서는 한 가지만 분명히 해야겠다. 자폐증을 유발하는 데는 다양한 원인이 관여하지만 부모의 양육 태도는 전혀 관여하지 못한다. 그러므로 부모들은 자책할 필요가 없으며 보다 이성적으로 아이의 문제를 대해야 할 것이다.

자폐증의 악화를 불러오는 부모의 잘못된 양육 태도

앞서 말한바 있지만 부모의 양육 태도는 자폐증을 유발하는 원인이 아니다. 그러나 자폐증의 호전과 악화에도 부모의 양육 태도가 관련 없는 것은 아니다. 부모의 잘못된 양육 태도가 자폐증을 만들어내지는 못하지만 자폐증 증상을 악화시키는 것은 분명해 보인다.

자폐증이 아닌 일반 아동들에게도 부모의 잘못된 양육 태도는 심리적인 트라우마를 줄 수 있다. 가정에서 빚어진 심리적 상처는 왜곡된 심리 정서 상태를 만들 수 있음은 잘 알려진 사실이다. 같은 방식으로 자폐증 아동 역시 부모로부터 심리적 상처를 받을 수 있다. 문제는 자폐증 아동들에게서는 그것이 더 심각한 결과로 이어진다는 사실이다.

자폐증 아동들은 자신의 감정과 정서를 표현하지 못할 뿐이지 훨씬 더 예민한 감정 체계를 가지고 있다. 매우 심각한 수준으로 두려움에 민감한데 이는 비대해진 편도체를 통해서 확인된다. 단지 두려움만이 아니다. 자신의 경험에서 형성된 감정 체계에 대한 기억과 집착이 강하게 나타난다. 그러므로 부모의 잘못된 양육 태도는 자폐 아동들에게 끔찍한 기억으로 기록된다. 그 결과 타인과의 소통에 더욱 두려움을 가지게 되며 사회적 고립을 강화하는 선택을 하게 된다.

특히나 자폐증 아동들에게 부모는 특별난 존재이다. 사회적 관계 형성이 어려운 자폐증 아동들이 초보적이나마 사회적인 관계를 맺는 대상이 바로 부모다. 타인과의 관계 형성은 어려운 일이다. 유일하게 신뢰하며 교류할 대상인 부모로부터 정서적인 거부가 형성된다면 자폐증 아동들에게 사회적인 탈출구는 존재하지 않는다. 심리적인 상처를 풀어줄 대상도 방법도 없는 것이다. 이런 이유로 잘못된 양육 태도는 자폐 아동에게 치명적으로 작용한다.

치료가 잘 진행되던 자폐 아동이 급작스레 퇴행 현상을 보이는 경우가 종종 있다. 엄마가 동생을 낳기 위하여 입원한 이후에는 호전되었던 눈맞춤이 퇴행하는 경우가 흔하다. 아이 앞에서 부부싸움이 증가하는 경우 급격하게 상동행동이 증가하는 경우도 흔히 관찰된다. 그 과정이 단기간이라면 이내 회복하여 문제가 안 되지만 장기간 지속되는 경우 퇴행의 고착화로 이어진다.

가장 흔하게 저질러지는 오류는 강압적인 훈육을 반복하는 가정 환경이다. 자폐 아동의 행동 양식을 이해하지 못한 채 사회통념에 비추어 잘못된 행동으로 규정하여 강제적인 훈육을 반복하는 부모들이 많다. 자폐증에 나타나는 상동행동이나 자기자극 현상은 훈육으로 호전될 성격의 것이 아니다. 잘못된 훈육이 강압적으로 반복된다면 자폐 아동에게는 아동학대에 준하는 결과로 이어지게 될 것이다.

어떤 아이들이든 부모의 애정과 관심 그리고 지지와 기다림이 필요하다. 특히나 자폐증 아동들에게는 이것들이 더더욱 절실하며 필수적임을 잊지 말아야 한다.

부모와 자폐 아동의 관계

자폐증의 본질은 사회성 장애다. 자폐 아동들은 사회적인 관계를 형성하는 데 관심 자체가 부족하며 사회적인 교류 능력에 심각한 결함이 있다. 자폐스펙트럼장애는 다양한 특징이 있지만 특히 사회적인 관계의 기초를 제공하는 감정-정서의 교류 능력의 결핍은 공통적으로 나타난다.

그러므로 자폐증의 호전 정도는 사회성이 얼마나 개선되었는가로 평가 가능하다. 그리고 다양한 치료방법이 있지만 그 유효성의 평가는 사회성을 함양시킬 수 있는지 여부로 이루어진다. 잘 짜인 치료

자폐, 이겨낼 수 있어

프로그램들을 경험시키는 것도 중요하지만 가장 중요한 것은 자폐 아동의 사회적 경험을 강화하는 것이다. 아동이 익숙하게 습득할 수 있는 사회적인 경험을 반복할 때 사회성은 강화되기 마련이다.

사회적인 관계를 형성하는 데 가장 기초가 되는 것은 믿음과 신뢰다. 자폐 아동들이 타인과 사회적인 관계 맺기를 어려워하는 이유 중 하나는 사람에 대한 공포감이 크다는 것이다. 자폐 아동에게 믿음과 신뢰를 줄 수 있는 최초의 사람은 부모다. 누구에게나 그렇지만 부모는 아이가 최초로 사회적 관계를 맺는 대상이다.

그러므로 자폐범주장애라는 입장에서 보자면 부모란 사회적 경험을 제공할 수 있는 최초의 제공자가 된다. 부모와 풍부한 감정적인 교류를 경험하면 할수록 자폐 증세는 완화된다. 부모와 어떤 교류도 하지 못한 채 방치된 상태의 아이라면 타인과의 교류는 엄두도 못 낸다. 결국 자폐증 아동의 치료가 시작되는 공간은 병원도 아니고 발달센터도 아니며 부모와 함께하는 가정인 것이다.

부모는 자폐증을 호전시킬 수 있는 가장 효과적인 치료사

자폐 아동을 진찰하고 증세를 평가할 때 부모의 역할은 매우 중요하다. 병원이라는 외부 공간에서의 관찰만으로는 아동을 제대로 파악하기 힘들기 때문이다. 진찰 후에 "아이가 눈맞춤이 없네요." 하고 이야기하면 "저하고는 눈맞춤을 하는데요?"라고 반문하는 부모가 많다. 외부에서 관찰할 때보다 엄마와의 관계에서 더 많은 기능을 보이는 경우가 많은 것이다.

부모와는 상호작용을 잘하지만 타인과는 어려워하는 것은 자폐증 아동의 일반적인 특징이다. 아이의 상태를 과장되게 이해하는 부모들은 치료자와 평가가 엇갈려 서로 간에 불신이 발생하는 경우도 종종 있다. 이때 필자는 부모들에게 다음과 같이 조언을 한다.

"부모와 100만큼 상호작용을 하면 타인과는 겨우 50만큼 할 수 있습니다."

사회성을 강화하는 것이 자폐증의 치료 목표라면 당연하게도 그 것을 가장 효과적으로 수행할 수 있는 사람이 치료의 주체가 되어야 한다. 누가 자폐증 아동의 사회성 증진 프로그램을 주도할 것인가? 누가 자폐증 아동에게 감정과 정서의 교류를 경험하도록 유도할 것인가? 누가 가장 효과적인 교육자가 될 것인가? 이에 대한 대답은 의심할 여지없이 부모다.

자폐증이 기적적으로 호전되어 의사소통을 잘하는 아이들이 종종 보고된다. 이들의 사례를 들여다보면 하나같이 위대한 엄마의 역할이 존재한다. 아이를 포기하지 않고 끝없이 아이의 사회적 능력을 키워내는 노력을 경주하는 부모들이다. 중증 자폐증이 부모의 역할을 떠나서 급작스레 좋아진 사례는 없다.

그러므로 좋은 자폐 치료 프로그램이냐 아니냐를 판별하는 기준 중 하나는 부모의 역할을 보는 것이다. 부모가 치료의 방관자가 되는 치료 프로그램은 좋은 치료라 볼 수 없다. 부모가 치료의 주체

자폐, 이겨낼 수 있어

로 나서는 프로그램이 원칙적으로 타당한 것이다. 물론 "꼭 부모여야만 하는가?"라는 반문이 있을 수도 있다. 부모란 광의의 개념으로 주 양육자의 역할이라 생각해도 된다.

아스퍼거증후군과 자폐증

환자들을 진찰하다 보면 자폐스펙트럼장애라는 병명만으로는 병증의 차이를 설명하기 어려워 여전히 아스퍼거증후군이라는 진단명을 사용하게 된다. 어찌 된 이유인지 모르지만 환자의 보호자들은 자폐성장애라는 진단명보다는 아스퍼거증후군이라는 진단명을 선호하는 듯하다. 아스퍼거증후군이라는 진단명을 들은 보호자들은 놀라기보다는 자폐성장애와의 차이를 먼저 묻는다.

사실 아스퍼거증후군이라는 진단명의 실체는 DSM-5*가 발표되며 사라졌다. 과거 DSM-4에서 독립된 질환명으로 존재했던 아스퍼거증후군은 자폐스펙트럼장애라는 병명에 포함되어 버렸다. 그럼에도 불구하고 아스퍼거증후군이라는 병명은 여전히 활발히 통용되고 있다.

일반적인 자폐스펙트럼장애와 아스퍼거증후군의 차이는 무엇인가? 그리고 아스퍼거증후군이 아직도 비공식적인 병명으로 유통되

---

*DSM(Diagnostic and Statistical Manual of Mental Disorders, 정신 질환 진단 및 통계 편람) ―편집자 주

는 이유는 무엇인가?

아스퍼거증후군과 일반적인 자폐증의 차이점은 언어능력이다. 일반적으로 아스퍼거증후군의 경우 언어발달이 늦기는 하지만 언어구사가 가능하다. 그러므로 외견상 문제없이 사회생활을 하는 아스퍼거인도 적지 않다. 그러나 자폐스펙트럼장애 환자들이 지니는 사회적인 소통능력의 결핍과 감각이상 현상은 동일하게 존재한다.

공식적으로 아스퍼거증후군이라는 병명 자체가 없어졌음에도 불구하고 그것이 지속적으로 사용되는 데는 두 가지 이유가 있다. 먼저 환자의 보호자들이 자폐증 환자라는 용어보다는 아스퍼거증후군이라는 진단명을 선호한다. 아마도 아스퍼거증후군은 지능이 높다는 사회적 통념 때문에 부정적인 이미지가 적은 까닭일 것이다.

치료자에게도 아스퍼거증후군이라는 병명을 사용하는 것이 도움이 된다. 일반적인 자폐증의 경우 사회성을 발달시키고 언어와 비언어 모두를 사용하여 의사소통 능력을 키우는 것이 과제가 된다. 반면 아스퍼거증후군의 경우 언어는 가능하지만 언어 이면의 화용 능력의 부재, 타인의 마음에 대한 공감 능력의 부재가 해결해야 할 시급한 과제가 된다. 그러므로 아스퍼거증후군이란 병명이 사용되는 순간 환자의 특징과 과제의 분류가 가능하기에 여전히 임상가들 사이에서 사용되는 것이다.

여러 가지 이유로 아스퍼거증후군이라는 용어가 사용되고 있지만 자폐스펙트럼장애의 일종인 것은 분명하며 본질상에서 차이가 없다는 것 역시 명확하다.

아스퍼거증후군은 모두 고기능자폐인가?

아스퍼거증후군과 고기능자폐의 구별은 의학적으로 논쟁적인 영역이기는 하다. 물론 둘의 구별은 큰 의미가 없다는 주장이 절대다수지만 논쟁이 종료된 것은 아니다. 예후가 다르게 구별될 수 있다면 작은 차이라도 구별하는 것이 타당하다는 것이 필자의 생각이다.

그러나 일반인에게 아스퍼거증후군은 고기능자폐증이라는 인식이 일반화되어 있는 듯하다. 그로 인하여 아스퍼거증후군이라면 지능이 매우 높은 영재 같은 아이로 쉽게 오해를 한다. 이런 잘못된 인식은 고기능이라는 용어에 대한 오해 때문에 오는 것이다.

고기능자폐는 'High-functioning autism'을 번역한 용어로서 고기능자폐를 진단하는 기준인 지능 70이상인 경우를 말한다. 즉 영재나 천재와는 전혀 인연이 없는 수치다. 이는 캐너 박사가 정의한 자폐증이 지능저하를 동반하여 아이큐가 70 미만인 경우가 많기에 이를 벗어난 경우를 고기능자폐라 분류한 것이다.

사실 아이큐가 70~80정도 수준이라면 장애 진단만 겨우 벗어난 정도일 뿐 정상적인 생활을 하기 어려운 지능이다. 이런 이유로 해서 아스퍼거증후군이면서 지능이 높지 않아 학습장애를 보이는 경우가 매우 많다. 아스퍼거증후군을 고기능자폐의 일종이라 하는 것은 문제가 없지만 학습능력이나 사회적인 능력이 탁월한 자폐증은 절대 아니라는 것을 명확히 할 필요가 있다. 적절한 치료와 개입이 없다면 저기능자폐증보다 크게 나을 것이 없는 것이 아스퍼거증후군이다.

아스퍼거증후군 중 아이큐가 아주 높은 경우가 종종 있기는 하다. 이런 고지능을 가진 자폐증의 경우 예후가 매우 좋게 나타나는 경우가 많다. 학습능력이 좋다 보니 스스로 사회적인 활동 능력을 발달시키게 된다. 이로 인하여 어릴 적 자폐 증상이 매우 강했던 경우도 성장과 더불어 자폐 증상을 벗어나는 경우도 적지 않다.

이렇게 보자면 아스퍼거증후군에서 중요한 것은 고기능이라는 소극적인 분류보다는 고지능을 가지고 있느냐가 중요한 가늠자가 된다.

아스퍼거증후군의 산만함은 ADHD가 원인?

아스퍼거증후군 아동 중에는 매우 산만한 경향을 보이는 경우가 종종 있다. 일부 보고에 의하면 아스퍼거증후군 중 80%가 ADHD* 증세를 보인다고 한다. 또한 아스퍼거증후군 아이들 중 많은 수는 어려서 ADHD로 오진되어 상당 기간을 허비하는 경우도 많다. 언어발달이나 눈맞춤이 이루어지는 아스퍼거증후군의 경우 사회성 부족과 집중력 부족이 ADHD로 오진되는 것이다. 그러

---

*주의력결핍 과잉행동장애(Attention Deficit Hyperactivity Disorder). 아동기에 많이 나타나는 장애로서 지속적으로 주의력이 부족하여 산만하고 과다활동, 충동성을 보이는 상태를 말한다. 이러한 증상들을 치료하지 않고 방치할 경우 아동기 내내 여러 방면에서 어려움이 지속되고, 일부의 경우 청소년기와 성인기가 되어서도 증상이 남게 된다. ―편집자 주

다 청소년기에 들어서며 비정상적인 교우관계를 통하여 아스퍼거증후군으로 진단되기도 한다.

아스퍼거증후군 아동들이 ADHD적인 증상을 보인다고 하여 ADHD라는 진단을 할 수는 없다. ADHD라는 병명은 신경학적인 손상이 배제된 질환명이다. 즉 신경학적인 이상이 확인된다면 산만함과 집중력 부족은 해당 질환의 부속증세로 다루어져야 한다. 그러므로 아스퍼거증후군과 ADHD 질환이 함께 생기는 것이 아니라 자폐증 중 아스퍼거증후군이 주의집중력 부족과 과잉행동적인 양상을 보이는 경향이 있는 것이다.

그러면 아스퍼거증후군에서 ADHD적인 성향이 과다하게 관찰되는 이유는 무엇일까? 원인은 단일한 것이 아니라 여러 가지가 중복적으로 존재한다.

첫 번째로 감각적인 과민성이 산만함을 유발한다. 자폐 아동의 감각체계는 지나치게 과민한 경향이 있다. 특히나 시각, 청각에서 특정 모양이나 특정 소리에 아주 민감한 반응을 하게 된다. 그러므로 아동을 자극하는 자극원이 있을 때 일반 아동에 비하여 더욱 자극반응적인 모습인 과잉행동적 경향을 보이는 것이다.

또 다른 이유 중 하나는 자폐증 아동들은 자신의 행동이 미치는 사회적인 영향을 이해하지 못한다는 것이다. 타인의 입장에서 생각하고 타인의 마음을 배려하는 방식의 사고가 성숙하면 자신의 행동이 타인에게 미칠 영향 때문에 절제를 할 수 있게 된다. 그러나 아스퍼거증후군의 경우 타인의 마음을 이해하는 능력이 근본적으로 부족하기에 자신의 행동을 사회적으로 제어하기 힘든 것이다.

이런 이유가 복합되어 아스퍼거증후군에서 ADHD적인 행동 양식이 관찰되는 것이다. 결국 이런 행동 양상을 조절하기 위해서는 감각통합적인 접근 방식과 더불어 사회성발달이 근본적인 해결책이 될 것이다.

아스퍼거증후군과 학습능력

아스퍼거증후군은 고기능자폐라는 인식 때문에 아스퍼거증후군을 앓는 사람은 으레 공부도 잘할 것이라 짐작하는 경우가 많다. 이는 고기능을 고지능으로 오해하는 데서 생기는 착각이다. 아스퍼거증후군인 아동은 오히려 학습 부진을 나타내는 경우가 더 많은 듯하다.

아스퍼거증후군은 매우 현학적인 언어를 쉽게 사용하며 기억력도 비상한 경향이 있다. 그리고 어느 분야에서는 전문가 뺨치는 지식을 쌓게 되어 작은 교수님이란 별칭을 가지기도 한다. 이렇게 표면적으로는 대단히 머리가 좋은 듯한 모습을 보이기에 이들이 학습능력이 떨어지는 경향을 보이는 것은 언뜻 납득이 잘 가지 않는 현상이다.

이 문제를 해결하기 위해서는 단순 지식의 저장능력과 학습능력은 큰 차이가 있음을 먼저 이해해야 한다. 예를 들어, 한 아스퍼거증후군 아이는 대화를 질문형으로 한다. 자신이 알고 있는 사실을 물어보며 대화를 한다. 질문에 답을 하며 연이어 다른 질문을 하는 방식으로 대화가 이어지는데 간혹 틀린 답변을 하면 이상하다는 듯 쳐다보며 당혹해하고 때로는 정답을 수정하여 자신이 이야기하기도 한다. "알면서 왜 질문을 하냐?"고 역으로 물으면 "내가 알고 있나요?" 하고 반문을 한다.

이런 경우 아동의 지식체계에는 엄청난 양의 정보가 저장되어 있지만, 그것을 현실문제에 적절히 연계하여 꺼내고 적용시키지 못하는 것이다. 그러므로 실제 문제를 역으로 아이에게 질문하면 아이는 매우 힘들어하며 대답을 회피하는 경우가 많다. 말을 안 듣는 손 움직임에 보호자의 손을 이용하듯이 지식체계를 꺼내어 나열하는 데 타인의 도움이 필요한 것이다.

아스퍼거증후군 아이는 머릿속 지식을 현실에 적절하게 프로세싱하는 과정에서 자신의 감각을 통합적으로 사용하는 데 어려움을 겪는 것이다. 때로는 시각적인 능력에서 때로는 청각적인 능력에서 이런 문제는 다양하게 나타난다. 그러므로 지능이 높은 경우에도 학습된 내용을 현실과 연계시키는 데 미숙하여 학습능력이 떨어지는 아스퍼거증후군이 많은 것이다.

결국 타인과의 관계에서 자신의 의식을 꺼내어 전달하는 교류 경험이 증가해야만 이들의 학습능력을 고쳐시킬 수 있다. 공부량을 늘린다고 문제가 풀리지는 않는다.

지적장애 진단을 받은 아스퍼거증후군 재석이

재석이는 귀엽고 순한 인상의 만 6세 남자아이다. 어머니 말에 의하면 전반적으로 발달이 다른 또래 아이들보다 늦었다고 한다. 걷는 것도 돌이 지나서 16개월 즈음 걸었고 4세 때 어린이집에 들어갔는데 당시 "엄마 물" 등 두 단어의 조합 정도로만 말을 했다고 한다.

언어가 늦다 보니 대화도 잘 되지 않았는데 특히 걱정이 되는 것은 호명반응이 매우 떨어지는 점이었다고 한다. 뭔가 대화를 하려고 물으면 묻는 말에 대답하는 게 아니고 자기가 하고 싶은 말만 엉뚱하게 내뱉는 식이었다. 자신이 관심 있는 대화라도 몇 마디 간단하게 하다가 다른 곳으로 가버리거나 다른 것에 집중해서 대화 자체를 유지하기 힘들었다.

그래서 부모는 아이가 약간 자폐기가 있나 하고 의심했는데 5~6세를 거치며 언어도 확 늘고 친구에게도 관심을 보이게 되어 안심하게 되었다고 한다. 그러다 아이의 발달상태가 궁금해져 검사를 했는데 충격적인 결과가 나와 당황했다고 한다.

우려했던 자폐증은 아동기 자폐증 평정척도(CARS)에서 총점 23점으로 임상적 기준을 초과하지 않았다. 즉 아주 가볍게 자폐적인 성향을 보이는 수준이라고 한다. 그런데 문제는 지능검사였다. mild level의 지적장애로 FSIQ=59*로 기록되었다고 한다. 그에 기초하여 유치원도 통합유치원을 권장받았으며 학교도 특수교육을 받을 것을 권유받았다고 한다.

재석이 부모는 집에서 아이에게 공부를 가르치다 보면 이런 것도 모를까 싶을 정도로 이상하게 학습 성과가 잘 쌓이질 않았다고 한다. 특히나 수학에서 어려움이 많았고 새로운 내용을 이해시키기도 어려웠다고 한다. 결국 재석이는 언어는 매우 유창하지만 사회성이 떨어지며 학습능력에 이상이 있는 아스퍼거의 일종인 비언어적 학습장애 아동으로 분류된다.

사회적 교류의 의욕이 현격히 약한 자폐스펙트럼장애 아동을 지능검사만으로 지적장애로 진단하는 것에 필자는 의구심이 있다. 정도 차이는 있겠지만 사회성이 개선되고 상호작용이 증가하면 지능지수에도 반영이 되기 마련이다. 그러므로 자폐적 성향이 있는 경중의 학습장애나 지적장애의 경우 낙심할 것이 아니라 아이의 사회성발달과 상호작용발달에 힘을 기울여야 한다.

재석이는 학교 입학 전까지 1년여를 충실하게 치료를 지속하였다. 매우 빠르게 사회성 개선이 이루어져 상호작용의 질도 높아졌다. 치료 3~4개월이 지나자 겉보기에도 의기소침하고 약간 어눌한 아이라는 느낌이 없어지고 밝은 표정의 장난기 넘치는 아이로 변화되었다. 그리고

＊FSIQ(Full scale IQ, 전체지능지수). ―편집자 주

통합반이나 특수교육이 아닌 일반 초등학교에 입학하였다. 현재 학교에서 성적이 결코 떨어지는 수준이 아니며 아주 능동적으로 학습에 참여하여 우수한 학교생활을 하고 있다.

아이의 정상 판정을 목적으로 다시 지능검사를 시행해볼 것을 권유했지만 부모는 다시 지적장애가 나올 것에 공포감을 가지고 검사를 피하고 있다.

아스퍼거증후군 아동이 농담과 사과, 거짓말을 못하는 이유

필자가 함께했던 한 아스퍼거증후군 아동은 9월에도 가로수가 아직 녹색이고 낙엽이 지지 않는 것을 매우 힘들어했다. 9월, 10월, 11월은 가을이고 가을에는 단풍이 지고 낙엽이 떨어지기 시작해야 하는데 늦게까지 지지 않는 푸른 플라타너스잎을 보며 이해하기 힘들어했다. 또한 65세 된 할머니의 머리가 검은색인 것도 이와 같은 이유로 힘들어했다. 규칙적인 패턴으로 세상을 인식하니 미묘하게 차이 나는 것을 소화하기 어려웠던 것이다.

그 아이가 성장하여 중학생이 될 즈음 제법 사람들이 공감할 만한 농담을 하는 것을 보고 아이의 부모와 함께 매우 좋아했던 기억

자폐, 이거낼 수 있어

이 난다. 아스퍼거증후군 아동에게 농담을 한다는 것은 매우 어려운 일이다. 그것도 사람들의 공감을 유도할 만한 농담은 정말 어려운 영역이다.

위에서처럼 아스퍼거증후군은 기계적인 규칙에서 약간만 벗어나도 그것을 이해하기 힘들어한다. 그러나 사람들의 관계를 관통하는 미묘한 감정 변화나 화용적인 사회적 의미들은 절대 기계적이지 않다. 다분히 역사적이며 문화적인 맥락을 내포하고 있다. 그러므로 오랫동안 사람들의 감정 흐름을 읽는 습관이 들어 있을 때만 사람들의 미묘한 감정 흐름을 포착할 수 있다.

농담이란 사회적, 문화적인 전통을 기반으로 만들어지는 유머코드를 반영하는 것이다. 내가 어떤 말을 하면 상대방은 어떤 반응과 생각이 들 것이라는 것이 고도로 계산된 사회적인 의사소통방법이 농담인 것이다. 그러므로 아스퍼거증후군에게 농담이란 매우 힘든 것이다.

비슷한 이유로 아스퍼거증후군은 자기 잘못을 사과하지 못한다. 사과란 자기 행동이 사회적으로 어떻게 문제가 된다는 것을 성찰하는 능력이 있어야 하며, 상대방의 마음이 어떻게 하면 좋아지는지를 이해하는 종합적인 능력이 있어야 한다. 아스퍼거증후군 아동들은 사과를 해야 할 정도의 문제가 발생했다고 느끼면 어찌 대응할 줄 모르기에 그냥 입을 닫아 침묵하는 경우가 많다. 이런 것을 이해 못하는 부모나 선생들은 더욱 화가 나는 상황이 연출되기도 한다.

거짓말 역시 상대방의 마음을 읽고 상대방이 어찌하면 속을 것이라는 것을 잘 이해하는 경우에만 가능한 것이다. 효과적인 거짓말이란 아스퍼거증후군 아동들에게 매우 어려운 일이다. 간혹 거짓말을 하는 경우도 봤는데 거짓말인지 누구나 다 알 수 있는 거짓말을 할 뿐이었다.

이런 것을 종합해보자면 사기꾼이나 영화배우 그리고 개그맨은 자폐적 성향이 있는 사람들은 도저히 가질 수 없는 직업 영역인 듯싶다.

치료 사례 7

표정이 생긴 아스퍼거증후군 상민이

만 7세인 상민이는 초등학교 1학년이다. 일반학교 통합반을 다니고 있는데, 만 3세경 자폐성장애 2급 진단을 받았다고 한다. 소아정신과의 진료기록지를 보니 CARS가 34점으로 나왔다. 결코 가벼운 상태라 할 수 없다.

보호자의 말에 의하면 기본적인 일상생활상의 의사소통이 가능한 정도는 된다고 한다. 그러나 선생님 말을 제대로 못 알아들어서 학교생활에 항시 문제가 생긴다고 한다. 아이를 관찰하니 척 봐도 시선 처리가 불안정한 증세를 보였다. 눈맞춤이 안정적으로 안 되고 자꾸 시선을 회피하는 듯 딴 곳을 바라보며 무표정하게 있다가는 혼자서 웃기를 반복했다.

상민이는 주로 혼자서 물건의 줄 세우기를 하며 놀기만 하고, 가족이나 친구와 상호작용은 거의 안 한다고 한다. 말도 대화한다기보다는 혼잣말을 상황에 부적절하게 반복할 뿐이다. 혼자서 의욕 없이 누워서 뒹굴뒹굴하기를 즐긴다고 하고, 집에서도 주로 누워서만 지낸다고 한다. 학교에서도 친구들과 전혀 어울리지 않은 채 혼자 책상에 누워서만 지낸다고 한다.

무엇보다 큰 문제는 혼자서 학교에 못 가고 학교 안으로 들어가기도 주저한다는 것이다. 억지로 누군가가 데리고 가야만 학교를 가기 때문에 학교생활을 유지하기 힘든 상태였다. 또한 매우 공격적이고 폭력적인 상태를 보여서 화를 낼 때면 침을 뱉기도 하고 물건을 던질 때도 있었다. 동생을 때리는 경우도 흔하다고 한다. 아이가 말을 할 수 있기 때문에 무발화 자폐증에 비하여 경증으로 보이는 아스퍼거증후군이지만 실은 결코 경증이라 할 수 없는 것이다.

상민이의 공격성이나 학교생활 부적응의 문제는 심리나 정서의 문제가 아니다. 중증 자폐증과 마찬가지로 감각장애에서 유발되는 공감능력장애가 근본적인 이유다. 그러므로 치료는 아스퍼거라도 중증 자폐증 아동들의 치료 프로그램을 그대로 적용해야 한다.

진단과 치료가 정확하면 아이에게는 급격한 변화가 나타난다. 상민이의 경우 치료한 지 한 달도 안 돼서 딴 사람 같은 모습이 되었다. 다정하고 귀여운 표정을 유지하며 부모에게 대화를 먼저 시도하는 경우도 늘었다. 등교를 거부하는 일도 없어졌고, 선생님을 보면 반가워하면서 학교생활을 한다고 한다. 자폐스펙트럼장애에서 나타나는 정서-감정 조절이상은 심리의 문제가 아니라 자폐증에서 발생하는 것임을 알려주는 좋은 예다.

이 치료 과정을 보려면 블로그(http://blog.naver.com/begoodskin)에 접속하면 된다. 여기서 아스퍼거 치료 사례로 소개된 포스팅을 볼 수 있다.

자폐, 이거낼 수 있어

4장

자폐스펙트럼 장애와 감각처리장애

자폐스펙트럼장애의 원인에 대해서는 아직 명확히 정리된 바가 없다. 유전적인 원인을 말하기도 하고 환경적인 원인을 말하기도 한다. 근본 발생원인은 다음 장에서 구체적으로 논하게 될 것이다.

이 장에서는 근본 원인이 아니라 자폐스펙트럼장애라는 질환의 현상체계가 나타나는 원인을 다루고자 한다. 여기서 대단히 분명한 것은 자폐스펙트럼장애는 감각처리장애(Sensory Processing Disorder)라는 것이다. 감각처리장애는 아직 생소한 표현이지만 점차 인식이 확산되고 있는 용어다.

필자는 수많은 자폐증 아이들을 치료하며 자폐증을 발생시키는 직접적인 원인은 감각처리장애임을 확신하고 있다. 필자는 사람마다 개성이 있듯이 자폐 아동들도 각기 다른 특징의 감각처리장애를 지니고 있음을 확인할 수 있었다. '스펙트럼장애'라는 말 자체가 질환의 표현 양식이 다양하다는 의미이다. 이렇게 자폐스펙트럼장애가 다양한 형태를 띠는 이유는 감각처리상에 개인차가 매우 크기 때문이다.

자폐 아동의 행동 양식을 이해하려면 그들 고유의 감각처리장애 상태를 이해해야 한다. 그리고 자폐적인 행동을 수정하려면 행동 그 자체가 아니라 아동의 감각처리이상 상태를 교정해야 한다. 그래서 이 장에서는 자폐증의 원인이 되는 감각처리장애가 아동의 이상상 태를 어떻게 만드는지 살펴보게 될 것이다.

자폐증의 진단체계, 감각추구를 품다

자폐증의 실체는 아직 과학적으로 밝혀지지 않았다. 그런 이 유로 학자에 따라 자폐증상을 규정하고 분류하는 데 이견과 혼동 이 있다. 미국 정신의학회에서 발표하는 정신질환 진단기준인 DSM 에도 매번 변화가 반영된다. 2013년 발표된 DSM-5는 이전 DSM-4에 비하여 진단체계에서 큰 변화가 있었다.

여러 가지 중요 변화 중 하나는 바로 감각추구를 진단기준에 포 함시킨 것이다. 즉 외부 자극에 대한 이상반응—예를 들자면 통증 을 잘 못 느끼는 감각상의 이상이라든가 역으로 접촉 자체에 대해 심 한 거부감을 보이는 과민성 등— 내지는 자해행동으로 이해되는 자 기 감각추구 현상들이 존재하는 것을 진단기준에 포함시킨 것이다.

DSM-4에서도 감각추구에 대한 규정은 있었다. 그러나 이는 진 단에 필수적인 증세로 분류된 것이 아니라 자폐증에 동반될 수 있는 부수적인 증세로 설명되었다. 그러나 DSM-5에 이르러서는 이를 부수적인 증세가 아니라 진단기준 중의 하나로 포함시킨 것이다.

이는 매우 중대한 변화다. 자폐스펙트럼장애에서 감각이상, 비정상적인 감각추구는 특별한 경우 관찰되는 것이 아니라 대부분의 경우에 나타난다는 것이다. 그러므로 감각장애 현상과 자폐스펙트럼장애 사이에는 아주 긴밀한 인과 관계가 있음을 예견케 한다.

감각이상의 범위를 좀 더 넓혀서 생각한다면 문제는 더 분명해진다. 예컨대 DSM-5 진단체계는 '제한되고 반복적인 행동, 관심 또는 활동 패턴' 중 일부 현상으로 감각이상 반응을 나열하며 그 외에도 3가지 이상행동을 제시하였다. 상동적인 움직임과 동작, 동일성으로 반복되는 언어나 행동, 그리고 제한되고 고착된 관심 등을 감각이상과 구별하여 제시하였다.

그러나 자폐스펙트럼장애들이 보여주는 제한된 행동 양식 역시 감각장애와 매우 밀접하게 연관되어 있음을 알 수 있다. 그것들은 새롭게 경험되는 감각 상태를 경험하기에는 감각처리능력이 매우 취약한 경우 나타나는 현상들이다. 정상인을 기준으로는 비정상적인 행동 양식이 실은 비정상적인 감각 상태를 만족시키기 위한 적극적인 행동일 가능성이 높다.

DSM-5에서 감각이상을 진단체계 안에 포함시킨 것은 매우 의미 있는 성과다. 그러나 제한된 활동 패턴까지 감각이상의 결과라고 이해한다면 감각이상은 자폐스펙트럼장애를 이해하는 가장 중요한 키워드가 될 것이다.

자폐 아동의 이상행동의 원인은 이상감각의 결과

자폐증에서 나타나는 이상행동들은 모두 이상감각의 결과일 가능성이 높다. 이상행동이라는 표현은 일반인들의 행동 양식을 기준으로 예단한 용어일 뿐이다. 자폐스펙트럼장애인들의 감각을 기준으로는 너무도 당연한 행동 양식일 가능성이 매우 높다. 이 문제를 이해하지 못한다면 우리는 자폐증 자체를 진심으로 이해하며 접근할 수 없을 것이다.

예를 들어보자. 자폐스펙트럼장애에서 나타나는 중요 현상 중하나인 동일성의 고집 역시 감각적인 이상에 기초한 행동의 결과일 가능성이 높다. DSM-5에서는 정해져 있는 동일한 길로 가거나 동일한 음식을 먹으려는 비정상적인 집착 행동을 동일성에 대한 집착으로 이해하고 있다.

이런 현상은 자폐증에서 감각의 복합처리에 어려움을 겪는 현상이거나 아니면 감각의 과민성의 결과일 것이다. 동일한 경로의 길을 고집하는 것은 감각의 복합처리 능력의 결여일 가능성이 높다. 어떤 경로의 길을 간다는 것은 길을 보는 시각적인 처리와 더불어 길에서 자신이 가고자 하는 방향을 지각하여 결합시키고 그것에 맞게 고유수용성감각과 전정감각을 동원하는 것이다. 이런 복잡한 감각통합과정을 거치어 하나의 길을 걷게 되는 것이다. 그러므로 감각통합능력이 떨어지는 자폐증에서 하나의 길을 보행해서 지나가는 경험은 아주 힘든 과정인 것이다.

그러므로 자폐스펙트럼장애인에게 새로운 길을 걷는다는 것은 재차 감각적인 경험을 해야 하고 새로운 방식으로 감각을 통합해야 하는 고통스러운 과정인 것이다. 따라서 자폐스펙트럼장애인이 한 가지 길을 고집하는 것은 집착이나 강박감이 아니라 매우 효과적인 삶의 방식인 것이다.

동일 음식에 대한 집착은 미각의 과민성이 원인이다. 미각이 극도로 민감한 경우 경험하지 못한 음식이 주는 혀의 자극은 견디기 힘든 고통으로 작용한다. 심한 경우 새로운 음식과의 접촉과 거기서 오는 자극이 곧바로 거부감을 극대화해 구토감을 유발하기도 한다.

특정 물건에 대한 집착은 그 물건이 주는 감각이 정신적인 안정감을 주기 때문인 경우가 많다. 세상이 주는 감각이 너무 많고 다양하여 힘든 경우 가장 편한 상태의 감각적 상태로 들어가 안정감을 회복하는 것이다.

결국 사람들이 말하는 자폐증의 이상행동은 모두 이상감각에서 나타나는 매우 합리적인 행동인 것이다. 이를 이해한다면 자폐증에서의 이상감각은 단지 진단의 한 가지 잣대만이 아닌 본질적인 중요성을 지닌다. 우리가 다 이해를 못해서 그렇지 자폐증의 행동 양식이 등장하기 전에 근본 원인으로 감각이상 상태가 등장해 있는 것이다. 이를 알게 된다면 당연히 자폐증의 근본 원인이 감각처리장애에서 기인한다는 것을 알 수 있다.

자폐 아동의 시각적 처리의 이상상태

자폐스펙트럼장애 아동 중에는 속칭 '멍 때림'이라는 특이 증세를 보이는 경우가 많다. 아이는 표정 없이 멍한 상태로 초점이 어디를 향하는지 모르게 허공을 주시하며 두리번거리기도 한다. 필자가 경험한 바로는 허공을 보는 멍 때림의 태반은 자폐증 아동들이 겪는 시각적 처리능력의 특이성 때문에 발생하는 것이다.

한 번도 런던을 방문해본 경험이 없는 자폐스펙트럼장애인 화가가 세밀화로 런던 골목까지 그려내서 유명해진 일이 있다. 30분여 헬기를 타고 런던 상공을 비행하고는 그때의 시각적인 기억으로써 런던의 골목까지 세밀화로 복원해낸다는 것이다. 이 화가는 런던에 직접 가보지 않고 단지 30분 런던을 관찰했을 뿐이다. 이때 화가는 바보스럽게 멍 때리는 시선으로 헬기 밖을 바라보았을 것이다.

인간의 시각을 구성하는 첫 번째 감각기관은 눈동자다. 눈과 시각세포는 카메라와 같아서 사물을 골라서 인식하거나 조작적으로 인식하지 않는다. 카메라로 찍은 광경은 존재하는 사물 모두가 화면으로 투과되어 나타난다.

우리의 뇌는 그중 필요한 정보를 증폭하여 주의집중을 강화한다. 대체로 사람에 대한 정보가 증폭되기 마련이다. 그리고 나머지 정보는 약화 처리하여 주변 정보화시킨다. 그런 이유로 우리는 특정 사건이 있을 때 주로 사람을 기억해내는 것이다.

그러나 자폐스펙트럼장애인의 상당수는 시각적인 정보의 강화 처리나 주변화 처리를 하지 못한다. 눈이 카메라가 되어서 찍은 사진 같은 정보를 뇌간에서 제대로 처리하지 못한 채 대뇌로 전달하는 것이다. 이렇게 보인 세상은 사물이 100개이면 100개가 한꺼번에 눈 속으로 쏟아져 들어와 대뇌로 전달되는 과정을 거치게 된다. 그러기에 사물에 대한 정보가 세밀한 부분까지 한꺼번에 시각정보로 기억되는 것이다. 런던 상공을 잠시 보고 그것을 속속들이 그려내는 일은 이런 시각적 처리 과정을 거치기 때문에 가능한 것이다.

문제는 이때 발생한다. 이 과정에서 사람에 대한 정보는 단지 사물 하나와 같은 비중으로 처리된다. 100개의 사물 중 하나로서 사람이 인식되기 때문에 사람에게 특이성이 존재하지 않는다. 이런 시각적인 인식 과정의 특징으로 인하여 자폐스펙트럼장애인의 사물인식력은 높아지지만 사람에 대한 안면인식력은 점차로 약화되어 소멸하는 과정을 거치게 된다.

자폐증 환자가 눈맞춤을 못하는 이유도 이런 메커니즘 때문이다. 시각적으로 너무 많은 정보가 한꺼번에 들어오기에 눈을 맞추고 사람에게만 집중하기가 불가능한 것이다. 아주 심한 자폐증의 경우는 거울을 보고 자기 자신을 인식하지 못하는 경우도 있다. 필자가 아는 아스퍼거증후군 아동은 친구들의 얼굴을 세밀한 모습으로 기억하는 것이 아니라 윤곽으로써 기억한다.

눈에 고장이 난 것이 아니다. 대뇌가 고장 나서 사람 인식과 자기 자신에 대한 인식을 못하는 것이 아니다. 감각처리 과정의 오류로 인하여 사람의 정보가 사물 정보로 처리되기 때문이다. 자폐 아동이 허공을 보며 멍 때리고 있다면 이는 허공을 응시하는 것이 아니라 무엇인가 구체적인 물체를 보고 있는 것이다. 이 점을 이해해야 자폐 아동의 행동을 받아들일 수 있다.

자폐 아동의 청각적 처리의 이상상태

자폐스펙트럼장애 아동을 규정하는 청각적인 특징 중에 하나는 호명반응이 안 된다는 것이다. 이름을 불러도 주시를 하지 않은 채 허공만 바라보고 있으니 부모는 아이의 청각상에 문제가 있는지 의심을 품게 된다. 이런 이유로 자폐증 아동을 둔 부모들은 아이의 증세 확인을 위하여 종종 이비인후과에 들러 청력 검사를 받고는 한다. 당연하게도 아이의 청력상에 이상은 없다.

또 다른 경우 자폐스펙트럼장애에서 자주 관찰되는 현상은 혼자서 괴상한 발음과 톤으로 중얼거림을 반복하는 것이다. 이를 두고 부모들은 아이가 외계어를 자주 하는 이상행동을 보인다고 설명하기도 한다. 도대체 이런 이상 현상은 왜 발생하는 것일까?

어느 책에선가 어릴 적 일을 생생히 기억하는 자폐증 환자가 자신의 청력 이상을 이렇게 설명했었다.

"난 언제부턴가 소리가 이상하게 들리기 시작했다."

이 자폐인의 고백은 어느 정도 이상 현상을 추정하게 해준다. 청각의 이상이 원인이 아니라 청각정보를 처리하는 감각처리 과정에 이상상태가 존재하는 것이다.

자폐, 이겨낼 수 있어

우리의 고막과 청각세포는 기계장치에 불과하다. 그러므로 외부의 소리라면 잡음이건 사람 소리건 가리지 않고 기계적인 반응을 하게 되어 있다. 형광등에 전기 흐르는 소리, 컴퓨터 팬 돌아가는 소리, 차 시동 소리, 비 오는 소리, 냉장고 모터 소리 등등 우리가 백색소음이라고 하는 소리는 쉬지 않고 우리의 고막을 때리고 청각정보로 청신경에 전달된다.

이렇게 모아진 청각정보는 뇌간조직에 이르러서 감각처리 과정을 거치게 된다. 주되게는 사람의 목소리 주파수대의 정보를 강화시켜 사람 목소리 위주로 대뇌에 정보를 전달한다. 그리고 당장에 불필요한 백색소음은 존재하지 않는 정보로 약화 처리하여 실제로 대뇌에서는 인식하지 못하는 소거 과정을 거치게 된다.

이런 과정을 통하여 우리는 무수한 소리 중 사람 목소리에 집중하는 소리 인식을 할 수 있는 것이다. 그러나 자폐스펙트럼장애인들은 고막의 울림을 만들어내는 모든 소리의 청각세포 자극 내용을 그대로 인식하게 된다. 즉 뇌간에서 정보 강화 및 소거 작업을 진행하지 않은 채 생생한 소리 정보를 대뇌에 송신하게 되는 것이다.

미루어 짐작하건대 자폐증 환자에게 들리는 세상의 소리는 엄청난 잡음일 것이다. 사람의 목소리 역시 특별난 소리가 아니라 그 잡음 중 하나에 불과할 것이다. 이런 이유로 자폐증 환자는 사람 목소리에 집중을 못하는 것이다. 호명반응이 안 되는 것도 이런 이유 때문이다.

앞선 설명은 어찌 보면 가장 단순화시킨 모델로 설명한 것이다.

자폐스펙트럼장애라는 용어에 걸맞게 청각적인 감각처리 패턴은 자폐증마다 차이가 많이 난다. 누군가는 큰소리에 민감하고 누군가는 기계음에 민감하다. 역으로 누군가는 큰소리에 오히려 둔감하기도 하고 조용한 음악 소리에 고도 민감성을 보이기도 한다.

필자가 경험한 자폐증 중에는 작은 소리로 천천히 불러야 호명반응이 이루어지는 경우가 더 많았다. 아이들은 호명반응을 하기 싫어서 안 하는 게 아니라 하고 싶어도 못하는 청각 감각처리장애인 것이다. 부모의 목소리에 애정으로 반응하고 싶지만 너무도 어려운 장벽이 놓여 있는 것이다.

자폐스펙트럼장애와 촉각이상

자폐스펙트럼장애 아동을 경험하면서 다치고도 울지 않는 아이를 보고는 깜짝 놀란 경험이 있다. 다쳐서 살이 찢어져 피가 나는데도 아이는 자신의 그런 모습을 멀뚱멀뚱 보면서 멍하니 있다가는 다른 관심사로 자연스레 몰입해갔다.

말을 못하는 아이라서 표현을 못하는가 싶었는데 나중에 경험해보니 아이의 촉각과 통각 모두 과둔한 상태였던 것이다. 아이는 바쁘게 움직이며 책상 모서리에 부딪히기도 자주 해서 신체 여기저기 멍이 흔한데도 아프다는 표현 한 번 없었다. 정확하게는 촉각과 통각이 너무 둔해서 외부 자극을 느끼지 못하는 것이었다.

정반대의 아이들도 흔했다. 자폐스펙트럼장애 아동의 상당수는 촉각에서 과민성 반응을 보인다. 가장 흔하게는 옷을 입은 후 라벨이 목 부위를 자극하는 것을 참지 못하여 옷을 벗어버리거나 라벨을 제거하게 된다. 또 어떤 아이들은 양발이나 옷에 있는 솔기의 미세한 자극을 견디지 못하여 양말 착용 자체를 고통으로 느끼는 경우도 있다.

과둔형과 과민형이 단일한 형태로만 존재하는 것도 아니다. 혼재된 아이들도 흔했다. 어떤 아이는 병원에서 주사를 맞아도 눈 하나 깜짝 안 하고 통증이나 공포가 없는데, 얼굴을 감싸 앉거나 볼에 스킨십을 하는 행위는 견디기 힘들어했다. 체간부의 감각은 과둔하지만 안면 부위의 감각은 과민형으로 혼재된 복합형인 것이다.

자폐스펙트럼장애 아동들의 이상행동으로 분류되는 대표적인 행위가 신체 자해행동이다. 대표적으로는 흥분 시 자신의 머리를 때리거나 자신의 손등을 물어뜯는 아이들이 많다. 이런 경우는 해당 부위에 감각이 매우 과둔한 상태이기에 자기자극으로 활성화를 시도하는 경우였다. 이런 행동은 단순하게 말린다고 해결되는 행동들이 아니다. 아동의 감각상의 이상상태를 해결해주면 자연스레 교정되는 행동들인 것이다.

자폐스펙트럼장애에 존재하는 촉각·통각의 이상은 심각하게 아동의 사회성발달을 저해하게 된다. 촉각은 자신의 경계를 인식하는 출발점이다. 그런 이유로 자아를 형성시키는 가장 원시적인 감각인 것이다. 그러므로 촉각이 과둔한 경우는 자아 인식과 자기 정체성을 형성하지 못하게 된다. 심각하게는 거울 속 자기 자신을 보고도

누군지 모르는 상태가 되기도 한다.

과민형의 경우는 타인과의 신체 접촉 자체를 힘들어하며 사람을 기피하는 현상이 생기게 된다. 또한 심각하게 과민한 촉각 자극이 입력되는 순간에는 타 감각에 주의집중을 돌리는 것이 불가능하기에 촉각의 민감성과 싸우느라 다른 감각적 경험이 원천적으로 차단당하게 되는 것이다.

자폐스펙트럼장애에서 나타나는 촉각의 이상상태를 개선하지 못한다면 아동은 자기 인식과 자기 성찰이 불가능해지고 사회성발달도 불가능해진다. 몸이 가려워서 엄마와 대화를 기피하는 어린아이가 있다면 당연히 대화를 강요하기보다는 가려움을 진정시키는 것이 문제 해결의 방법이 될 것이다. 자폐스펙트럼장애 아동의 감각이상 역시 동일한 문제이며 이에 따라 동일한 해법이 필요한 것이다.

자폐와 구강감각

자폐 아동의 미각이나 구강감각의 이상은 언어발달과도 민감하게 연결된 문제로 중요성을 지닌다. 필자가 보았던 아이들은 대체로 두 가지로 나누어진다. 성장 과정에서 무엇이든 입으로 가져가 아무거나 삼키는 유형이 있다. 이런 경우 이물질이 기도를 막는 위험한 상황이 초래되기도 하기에 양육과 관리에 매우 특별한 주의가 필요하다. 반대로 입으로 물건을 넣는 장난조차 시도를 안 하는 아이들이 있다. 아동은 조심스러운 성격이라 평가되지만 정작 다른 문제를 품고 있다.

아무거나 입에 넣으려고 시도하는 아이들은 구강감각이 매우 과둔한 상태다. 더불어 미각도 함께 둔해져 있다. 그러므로 이물질이 구강을 자극할 때 이물감 자체를 못 느끼거나 불쾌감을 아주 적게 느끼는 것이다. 그러므로 무엇이든 입에 넣는 아이의 행동은 구강 내에 이물 감각을 강화해서 구강감각 각성과 강화를 시도하려는 행위일 가능성이 높다.

이런 아동들은 편식을 거의 하지 않는다. 심지어는 어린아이답지 않게 매운 음식도 매우 잘 먹어 주변 사람을 놀라게도 한다. 맛 자체에 둔한 상태이기 때문에 음식을 가릴 이유가 없는 것이다. 아이가 아무거나 잘 먹는다면 안심만 할 것이 아니라 구강 상태를 확인해봐야 한다.

무엇이든 혀로 핥는 아이들, 물건에 침을 바른다는 아이들 모두 구강감각이 과둔한 유형이다. 이런 특징을 보이는 자폐스펙트럼장애 아동은 발달과정에서 언어발달상에 심각한 문제가 생기게 된다. 언어란 구강 내의 상태를 감각하고 혀의 움직임을 조작하여 발성을 하는 과정이다. 그러므로 구강 내의 감각과 혀의 감각 상태는 언어를 형성하는 기초 감각이 된다. 구강 내 감각이 둔한 자폐 아동들은 사회성이 발달해도 발화를 안 하는 무발화인 경우가 많다.

역으로 구강감각이 과민한 경우도 있다. 이런 아동들은 주로 미각의 민감성으로 표현한다. 이른바 편식이 심한 아이들이 이에 속한다. 자폐스펙트럼장애 아동들이 보여주는 편식 현상은 특정한 맛을 추구하는 행위와는 구별된다. 음식마다 가지고 있는 질감에 이상반응을 보이는 경우가 많다. 즉 딱딱하거나 바삭한 것은 잘 먹는데 물컹한 것은 잘 못 먹는 아이들, 역으로 물컹한 것은 잘 먹는데 바삭하거나 딱딱한 것을 잘 못 먹는 아이들로 크게 나뉘어 나타나는 경우가 많다.

필자가 보았던 경우 중 가장 심각한 아이는 밥을 못 먹는 아이였다. 쌀로 된 밥알이 혀에 닿기만 하면 구토를 하며 격렬하게 거부를 하였다. 아이는 몇 년째 초콜릿이나 과일류로 영양섭취를 대신하고 있었다. 부모가 아이의 습관을 바꿔보기 위하여 며칠을 굶겨 본 적이 있지만 모두 허사였다고 한다.

이렇게 편식이 심한 스타일의 아이들에게서는 언어를 형성하는 구강감각상의 문제가 생기지는 않는다. 그런 이유로 심각한 무발화의 장애가 만들어지지는 않는다. 그러나 다양한 음식을 경험하지 못하는 것은 아동의 감각 경험과 통합작용을 방해하게 된다.

음식을 먹는 행위는 음식의 냄새를 맡는 후각작용, 음식을 바라보는 시각작용, 구강감각, 그리고 음식을 만지는 촉각까지 포함된 매우 통합적인 감각 활성화 과정이다. 특히나 후각이 매개된 경우 뇌신경에 직접 연결되어 감각 활동이 인지발달로 연결되는 특징을 가진다. 그러므로 심한 편식 습관은 아동의 사회성발달의 이상과 더불어 인지발달의 장애를 유발할 가능성이 매우 높다.

자폐, 이겨낼 수 있어

고춧가루를 먹어도 매운 것을 모르는 아이들

자폐스펙트럼장애 아동들을 치료하다 보면 맛에 둔감한 아이들이 있다. 성민이도 그런 아이들 중 하나였다. 놀라운 것은 매운 것을 먹어도 매운 줄 모르고 먹는다는 것이다. 성민이의 엄마는 만 3세밖에 안 된 아이가 매운 것을 너무 잘 먹는다고 자랑삼아 이야기를 했다. 상세히 물으니 약간 매운 수준의 음식을 먹는 것은 둘째 치고 일반 어른들도 먹으면 매워서 힘들어하는 청양고추를 편하게 먹는다는 것이다.

이런 현상은 정상적인 것이 아니다. 자폐스펙트럼장애 아동들에게 나타나는 감각처리장애의 일종인 것이다. 맵다는 것을 느끼는 것은 혀에 존재하는 미각세포의 역할이 아니다. 맵다는 감각은 통각의 일종으로 혀의 촉감의 일부다. 혀에서 맵다는 촉감은 감지가 되겠지만 혀의 감각이 뇌간으로 보내져 감각처리 하는 과정에서 정보가 상실되어 과둔 현상이 나타나는 것이다.

이런 아이들의 또 다른 특징은 입속에 무엇인가를 자꾸 넣는다는 것이다. 입에 넣고는 촉감을 음미하는 게 아니라 별다른 감각 없이 꿀떡하고 삼키고는 한다. 간혹 큰 물건을 삼키어서 기도폐색의 위험이 초래되기도 한다. 이런 아이들은 구강감각이 매우 둔한 상태이다. 정상적인 감각 상태에 비하여 자극을 매우 미미하게 느끼는 것이다. 그러므로 혀로 물건을 핥거나 물건을 구강 내에 넣어서 삼키거나 하는 특징을 보이게 된다.

이런 아동들의 경우 혀의 감각이 둔하여 혀의 움직임을 조절하는 능력 또한 떨어지는 경향을 보인다. 이로 인하여 언어발달이 지연되어 무발화 자폐증으로 나타나는 경우가 많다. 그러므로 구강감각을 정상화해 주는 것은 아동의 안전한 생활에도 필요하며 언어발달을 위해서도 필수적이다.

대체로 이런 경우 기본적인 감각처리강화치료법이 진행되며 호전되는 경우가 많다. 그러나 성민이의 경우 너무 증세가 심하여 구강감각 해소를 위한 특별한 자극법을 결합해야 했다. 양치질을 할 때 이만 닦는 것이 아니라 혀와 입천장, 잇몸 자극까지 결합해갔다. 이 과정을 원활하게 하기 위하여 일반 칫솔을 전동칫솔로 교환하였다. 그리고 침 치료 시에도 구강 내의 침 치료를 강도 높게 진행하였다.

그렇게 1~2개월이 지나자 성민이는 물건을 무조건 입으로 가져가는 습관이 현격히 줄어들었다. 그즈음 성민이의 엄마가 기쁘게 이야기를 하였다.

"요즘은 성민이가 매운 것을 먹으면 맵다고 힘들어하면서 안 먹으려고 하네요!"

맛에 대하여 정상적인 감각을 회복하는 것은 언어를 구사할 수 있도록 혀의 감각이 살아나고 있음을 뜻한다.

자폐, 이겨낼 수 있어

자폐와 전정감각

전정감각은 생명현상을 유지시키는 가장 원초적인 감각이라 할 수 있다. 전정감각은 쉽게 이해하자면 평형감각을 유지시키는 감각기관이라 할 수 있다. 평형감각이란 중력을 감지하여 생명체가 자기 자세와 위치를 유지할 수 있도록 하는 감각기관이다. 모든 생명체의 생명활동은 중력을 거슬러 동작과 활동을 유지시켜 가게 한다. 그러므로 전정감각은 생명체의 존재 자체를 규정하는 원초적인 감각이라 할 수 있다.

자폐스펙트럼장애 아동들은 모두 정도의 차이는 있지만 전정감각상의 이상을 가지고 있다고 볼 수 있다. 필자가 본 가장 심각한 사례들은 전정감각의 이상 자체를 느끼지 못하는 경우도 많았다. 빙글빙글 돌기를 빠르게 반복하다가 갑자기 멈추는 놀이를 하는 자폐 아동을 본 적도 많다.

이때 정상적인 반응이라면 갑자기 멈춘 그 순간에도 전정기관 내의 림프액은 회전 상태가 지속하므로 사람들은 어지럼을 그대로 느껴 휘청거리며 자세를 유지하지 못하게 된다. 그러나 자폐스펙트럼장애 아동 중 많은 경우는 돌다가 멈추고는 아무 일도 없었다는 듯이 그냥 걸어가고는 하였다.

이는 전정감각기관의 회전 상태를 뇌간에서 제대로 인식하여 전달하지 못하는 것이다. 그러므로 세반고리관 내의 림프액은 회전 중이지만 대뇌는 회전 자체를 인정하지 않아 정상보행을 하게 되는 것이다.

팔짝팔짝 뛰기를 즐기는 아이들, 빙글빙글 돌기를 즐기는 아이들, 높은 곳에 올랐다가 내려오기를 반복하거나 높은 곳에서 뛰어내리기를 시도하는 아이들 모두 동일한 문제를 가지고 있는 경우다. 이런 아이들은 전정감각이 과둔하여 자신의 신체 위치 인식이 약해 위험한 행동이 발생할 가능성이 높다. 또한 전정감각과 연합하는 타감각 역시 과둔한 경향을 보이는 경우가 많다.

역으로 전정감각이 지나치게 민감한 자폐스펙트럼장애 아동들도 존재한다. 이런 아동들은 움직임이 조금만 많아지고 격해져도 이내 전정감각의 이상상태가 심각해져 어지러움과 구토감, 불안감과 공포감을 느끼게 된다. 그로 인하여 움직이기를 꺼리고 활동성이 제한되며, 사회적인 교류도 기피하는 경향이 생긴다.

이런 아동들은 움직임이 적고, 뒹굴뒹굴하기를 좋아한다. 미끄럼이나 그네 타기를 무서워하는 경향이 있으며 높은 곳에 오르는 것을 꺼리는 경향을 보인다. 움직임을 통합하는 기준감각인 전정감각이 민감한 상태라 타 감각도 민감성이 높을 가능성이 높아 아동은 매우 소극적이며 자기방어적인 형태로 사회성이 제한되게 된다.

전정감각은 생명체를 유지하는 기준감각이며 원시적인 감각이다. 그러므로 타 감각과 다 연합되어 있게 마련이다. 현재로는 전정-안구 반사 반응만이 정확하게 밝혀져 있고 타 감각과의 연합 형태가 정확하게 밝혀져 있지는 않다. 그러나 대단히 분명한 점은 전정감각을 기반으로 하여 인간 활동의 감각이 통합된다는 것이다. 그러

자폐, 이겨낼 수 있어

므로 전정감각을 안정화하는 것은 자폐증을 벗어나기 위해서 매우 중요한 영역이 된다.

자폐와 고유수용성감각 이상

고유수용성감각이란 간단히 말하자면 자신의 신체 위치와 상태를 인식하는 감각이다. 주로 관절이 연결된 부위를 중심으로 근육이나 인대의 피부 움직임을 감지하여 신체 위치와 움직임을 인식하는 감각이다. 흔히들 운동감각이 좋다고 하면 여러 가지 의미가 있지만 실제로는 고유수용성감각이 매우 좋아 신체조절능력이 양호하게 나타난다는 의미가 된다.

자폐스펙트럼장애 아동들은 감각처리장애가 전체 감각에서 나타나는데 고유수용성감각상에서도 이상이 발생한다. 고유수용성감각상에서는 지나치게 과민하거나 과둔한 유형이 분리되어 존재하지 않는다. 대부분 과둔하여 문제가 되는 경우가 대부분이다.

자폐스펙트럼장애에서 고유수용성감각상의 이상이 문제가 되는 것은 주로 대근육운동발달과 소근육발달상의 지체와 불안정으로 나타난다. 가장 흔하게 관찰되는 것은 아동의 보행이 늦어지는 것이다. 보통의 경우 12개월경이면 독립보행이 가능한데 자폐스펙트럼장애 아동의 경우 2~3개월 지체는 흔하고 5~6개월까지 지체되는 경우도 적지 않다.

그러나 보행이 지체되기는 하지만 보행이 불능하거나 미숙하여 문제가 되는 아동들은 없다. 가장 흔하게 문제가 되는 것은 새로운 대근육 활동을 익히게 될 때의 미숙함이다. 예컨대 자폐스펙트럼장애 아동 중에는 세발자전거를 처음부터 쉽게 타는 아이들이 드물다. 일반 아동들은 특별한 교습 없이도 쉽게 세발자전거를 놀이로 즐길 수가 있다. 그러나 자폐스펙트럼장애 아동들은 세발자전거 위에서 자신의 대근육을 어떻게 작동시켜야 하는지 스스로 터득하지 못하는 경우가 많다. 상당한 연습을 거쳐야 겨우 세발자전거를 작동시키게 된다.

또한 대부분의 자폐스펙트럼장애에서 문제가 되는 것은 소근육 발달상의 지체와 미숙이다. 젓가락질이 늦고 미숙하거나 신발 끈을 묶는 데도 미숙하다. 수저질이 어눌한 아이들도 있고 연필로 손글씨 쓰기를 어려워하는 아이들도 많다.

정도 차이지만 소근육 활동의 지연이 대부분 관찰되는 것은 이유가 있다. 소근육발달은 미세한 관절과 미세 근육들의 복합적인 협응으로 이루어진다. 그러므로 감각의 입력과 출력 과정에 개입하는 관절과 근육의 숫자가 매우 많고 과정조차도 매우 복합하다. 따라서 감각처리상에 미세한 장애만 있다고 하더라도 소근육운동상의 이상은 발생하기 마련이다.

그러나 소근육이든 대근육이든 발달상의 미숙함이 관찰된다고 해서 자폐스펙트럼장애 아동들의 사회성발달에 결정적 제약이 되지는 않는 듯싶다. 무엇이든 처음이 어려울 뿐이지 반복 시행하면 결국은 습득할 수 있기 때문이다. 결국 고유수용성감각상의 이상이

자폐, 이겨낼 수 있어

자폐스펙트럼장애의 원인이 된다기보다는 자폐스펙트럼장애에 동반되는 감각이상의 한 현상이 고유수용성감각의 이상으로도 표현된다고 이해하는 것이 타당하다.

이런 점을 이해하지 못하고 아동의 운동발달을 강화해주는 것이 자폐증을 치료하는 길이 되는 듯 말하는 것은 잘못된 이해다. 흔히들 감각통합프로그램이라 하여 자폐증 아동들에게도 운동치료 위주로 감각강화치료를 진행하는데 이는 자폐 아동의 감각이상과 사회성 미숙의 관계에 대한 이해가 부족한 탓이다. 뇌성마비 아동들같이 보행장애와 운동장애를 주된 장애로 하는 아이들이라면 운동치료를 위주로 한 감각통합치료가 의미 있을 것이지만, 자폐스펙트럼장애의 치료에는 그다지 큰 의미를 가진다고 볼 수 없다.

치료 사례 9

세발자전거를 못 타는 수형이 이야기

수형이는 필자의 아들이다. 수형이는 미국 심리학박사의 검사를 통하여 아스퍼거증후군이라는 진단을 받았다. 그 이전에는 한국의 많은 발달센터와 치료사들이 아이를 봐왔지만 누구도 자폐스펙트럼장애라는 진단을 하지 못했다. 수형이가 겪은 어려움을 이해하고 좋아지는 과정을 봐왔기에 필자에게 수형이는 선생님과 같은 역할을 해주었다.

지금은 정상 아동으로 아주 우수하게 정상 생활을 하지만 어릴 적 아이의 이상행동 중에는 너무나 충격적으로 다가온 사건이 수없이 많았다. 그중 하나는 아이가 세발자전거를 타지 못한다는 것이었다.

여느 사내아이들처럼 수형이에게 세발자전거를 선물해준 것은 아이가 다섯 살이던 해였다. 작은 세발자전거를 신기하게 바라보는 아이를 자전거 위에 앉혀 놓았다. 대부분의 아이가 그러듯이 세발자전거는 따로 배울 필요가 없으니 수형이도 으레 그럴 것이라 기대했다. 그런데 수형이는 자전거 위에서 끙끙거리며 다리에 힘을 쓰기는 했지만 정작 자전거는 꿈쩍도 안 했다. 잠깐의 시도 후 지쳤는지 아이는 멀뚱멀뚱 눈만 껌벅거리고 있었다.

너무 이상해서 필자는 아이에게 시범을 보여주었다. 작은 자전거 위에 커다란 덩치를 욱여넣고 앉아서 페달을 돌리는 시범을 보여주었다. 그리고 수형이를 자전거에 앉히니 아이는 내 흉내를 내느라고 끙끙거리고 힘을 쓰다가 마침내 자전거를 움직이기 시작했다. 그런데 맙소사 자전거가 뒤로만 가는 것이었다.

그제야 필자는 아이의 운동 시스템에 심각한 문제가 있다는 것을 알아차렸다. 아이의 대뇌는 자전거를 타라는 명령을 내리지만 아이의 고유수용성감각이 이 명령을 수용하지 못하는 상태였던 것이다. 아이의 운동능력 자체에 문제는 없는 것이니 고유수용성감각에 원초적인 손상

자폐, 이겨낼 수 있어

이 있는 것은 아니다. 어디선가 대뇌의 명령을 고유수용성감각에 전달하는 감각처리 과정에 문제가 발생하고 있는 것이다. 이런 경우 스스로 처리할 수 있도록 감각적인 경험을 반복해주면 된다.

필자는 수형이를 자전거 위에 앉히고 페달 위에 발을 얹혀놓았다. 그러고 양손으로 아이의 발과 페달을 함께 움켜쥐고는 앞으로 페달을 돌리는 과정을 반복하였다. 매우 힘들었지만 아이는 매우 재미있어 했다. 이 과정을 몇 차례 반복하고 나니 아이는 혼자 힘으로 약간의 페달질에 성공할 수 있었다. 감각처리 과정의 통합이 이루어진 것이다. 이후 몇 번을 더 반복하니 수형이는 여느 아이들처럼 능숙하게 세발자전거를 탈 수 있게 되었다. 1년 후에는 두발자전거도 무리 없이 배우게 되었다.

자폐스펙트럼장애 아동들에게서는 운동장애나 운동의 미숙함이 자주 관찰된다. 그러나 이는 원초적인 운동능력 장애가 아니다. 운동능력을 부르는 감각처리 과정의 장애이기에 반복적으로 운동을 시행하면 대부분 빠르게 그 능력이 개선된다. 일반 아이들에 비해서 몇 가지 단계가 더 필요할 뿐이다.

자폐 아동의 분노발작과 감각붕괴현상

자폐스펙트럼장애에 나타나는 이상행동의 원인이 감각처리상의 이상 현상 때문인 것은 분명하다. 앞서 언급한 대로 단일감각의 과민과 과둔 현상이 이상행동으로 이어지기도 하지만 단순 원인만이 아닌 경우도 있다.

사회적인 행동은 단일감각의 반응체계로 구성되는 것이 아니다. 감각의 연합 통합처리 과정을 거치어 사회적인 행동 패턴이 구성되게 된다. 다양한 감각은 서로 연계되기도 하고 통합되기도 하며 시기적절하게 소거, 소멸하기도 한다. 이러한 감각의 종합처리 과정에서 이상이 생길 때 자폐 아동의 이상행동 양식도 보다 복잡한 패턴을 보이게 된다.

가장 큰 오해를 받는 이상 현상은 자폐스펙트럼장애 아동들에게 나타나는 감각폭발현상 내지는 감각붕괴현상이다. 영어로는 'meltdown'이라 표현하는데 심리적 탈진으로 번역하여 통용되기도 한다. 그러나 이는 적절한 표현이라 생각되지 않는다. 필자의 의견으로는 '감각 폭발 및 붕괴 현상'이라는 것이 이해에 더 적절하지 않을까 싶다.

자폐증 아동들에 대한 경험이 없는 심리치료사들은 이런 현상을 아동들의 분노발작으로 취급한다. 아이들의 떼쓰기로 취급하여 버릇 고치기 치료를 시도하는데 이는 오히려 상황을 악화시키게 된다.

필자가 경험한 아스퍼거증후군 아동은 자주 meltdown 상태를 보이고 자신의 상태를 나중에 설명해 주고는 한다. 자신이 원하는 것이 제대로 안 되는 상태가 반복될 때 상대방과 의견 충돌이 생기고, 상대방이 큰소리를 내면 아이는 멍한 표정으로 입을 다물고 대화를 진행하지 못한 채 한참 우물쭈물한다. 아이의 이런 현상은 대화 기피로 여겨져 상대방에게 더 격한 반응을 유발하고 학교에서 종종 선생님들의 오해를 사기도 하였다.

상황이 진정된 이후 아스퍼거증후군 아동에게 왜 그랬는지를 물으면 제법 똑똑하게 상황을 설명해 주고는 했다. 갈등이 진행되는 상황에서 상대방이 큰소리를 지르면 그 이후로는 아무런 소리가 들리지도 않고 생각을 진행할 수도 없다고 한다. 상대방이 뭐라고 소리를 지르는 것 같은데 제대로 들리지도 않고 말도 나오지 않아 아무런 행동도 못한 채 멈추어 서 있게 된다고 한다.

결국 아스퍼거증후군 아동은 감각적인 흥분이 폭발하며 이후 감각처리상에 작동이 멈추는 붕괴현상을 거치게 되는 것이다. 이때 아이에게 큰소리를 계속 낸다면 붕괴현상은 지속되게 된다. 조용한 상태를 유지해야만 다시 안정적인 감각 상태로 돌아오게 된다.

성공한 자폐스펙트럼장애인으로 유명한 템플 그랜딘은 신체가 폭발하는 듯한 느낌이 들어서 견딜 수가 없으면 그때는 가축을 가두어 압박하는 압력기에 들어가 스스로 전신에 고압력을 가해야만 안정이 찾아온다고 자신의 감각붕괴현상을 설명했다.

누군가는 소리를 지르고 누군가는 자해를 격하게 하기도 한다. 이런 meltdown 현상을 진정시키는 방법은 그가 추구하는 감각적인 자극을 주는 것이다. 사회통념에 의하여 체벌을 하거나 무시 전략을 사용하는 것은 상황을 악화시키게 된다.

이런 meltdown 현상은 자폐증 아동이 스스로를 조절할 수 있는 합리적인 상황을 넘어섰을 때 감각처리능력을 상실하고 감각처리 과정이 멈추게 되는 것이다. 감각의 입력과 출력은 적절한 강도와 적절한 시간대를 유지해야 사회적인 행동 양식이 되는데 자폐성 장애인들에게는 이것이 매우 힘든 일인 것이다.

다감각의 동시적 통합처리능력의 장애

자폐스펙트럼장애에서 나타나는 감각 종합처리능력의 장애 증세 중 가장 흔한 형태는 다양한 감각을 동시에 연합 처리하는 복합적 연합능력이 떨어진다는 것이다. 제일 흔한 형태의 중증 자폐는 단일한 감각을 추구하고 있을 때 다른 감각적 반응 통로가 닫혀버리며 작동이 멈추는 것이다.

예를 들면 아이가 시각적으로 뭔가를 추구하고 있을 때 이름을 부를 경우 호명반응은 거의 이루어지지 않는다. 단일감각에 몰입 시 타 감각이 감각기관에 기계적인 작용을 하여도 대뇌의 감각처리기관에서 처리가 되지 않으니 감각의 소거 현상이 나타나는 것이다.

필자가 본 자폐증 아동 중에는 버튼을 못 누르는 아이가 있었다. 소리 나는 장난감 버튼을 누르고 싶어서 눈으로 버튼을 응시하며 손가락을 뻗는데 막상 손가락은 시선이 머무르는 곳과 무관한 전

자폐, 이거낼 수 있어

혀 엉뚱한 방향으로 가게 된다.

버튼을 못 누르는 반복된 실패에 본인도 힘들어하지만 지켜보는 이들도 안타깝기는 마찬가지다. 이 아이의 엄마는 경험적인 해결법을 가지고 있었다. 이때 아이의 손가락을 엄마가 가볍게 건드려주는 것이다. 그러면 아이는 엄마의 터치가 주는 촉감을 이용하여 손가락의 위치를 깨닫고 그제야 제대로 버튼을 누르게 되는 것이었다. 결국 아이는 자신의 고유수용성감각을 시각과 통합해내지는 못하지만 촉감과 통합시킬 수 있는 아이였던 것이다.

무발화의 중증 자폐스펙트럼장애를 겪고 있는 또 다른 아이는 각성 시에는 언어 자극을 주어도 모방도 어려워하여 엄마라는 발화도 힘들어하였다. 그러나 아이는 잠을 자는 동안에는 꿈을 꾸는지 엄마라는 발음을 똑똑히 한다고 한다. 시각·청각·촉각·후각 등 다양한 감각이 쏟아져 들어오는 각성 시에는 혀의 감각을 자각하여 통합처리하지 못하지만, 수면 중 외부 감각이 다 차단된 조건에서는 혀의 단일한 감각조절이 가능한 것이다. 즉 무발화는 구강감각의 둔화뿐 아니라 감각의 종합적인 처리능력의 결여가 원인으로 작용하는 것이다.

수용언어가 발달하고 인지발달이 상당한 정도 이루어진 아이들이 감정-정서의 표현과 교류를 못하는 것도 감각의 복합적 처리가 안 돼서 생기는 경우가 많다. 감각이란 물리적 자극만으로 존재하는 것이 아니다. 감각에 결합된 감정-정서가 연합된 상태로 존재한다. 그러므로 특정 감각에 몰두해 있다는 것은 특정 감정 상태에의 강한 몰입을 동시에 의미한다.

특정한 상황을 머릿속에서는 이해하지만 특정 상황에 결합된 다양한 감정까지 결합하여 감각처리 하기는 어려운 것이다. 이런 이유로 자폐증 아동들은 사회적인 감정을 표현하지 못하게 되는 것이다. 결국 자폐스펙트럼장애 아동들은 몰라서 못하는 것이 아니라 알고도 못하는 경우가 대부분이다. 자폐스펙트럼장애의 감각처리능력 문제를 해결하기 위해서는 감각과 감각을 여러 가지로 연합하여 경험하는 것이 중요하다. 따라서 반복 훈련을 통하여 호전되는 것이 가능하다.

잠꼬대에서는 말을 하는 무발화증 단비

단비는 멀리 지방에서 올라와 치료를 받았던 여자아이다. 48개월 즈음 치료를 시작했는데 중증 자폐스펙트럼장애 증세를 그대로 보이고 있었다. 눈맞춤이 안 되었으며 호명반응도 잘 안 되었고 사람들에게 호기심과 관심을 전혀 보이질 않았다. 오히려 사람에게 공포감을 느끼는지 시장에서 누군가 말을 걸면 눈을 가리고 피하는 행위를 하였다고 한다.

단비는 매우 강력한 감각추구형의 특징을 보이고 있었다. 한시도 가만히 있지를 않고 달리고 뛰고 물건을 헤집고 뒤집기를 반복하여 엄청난 사고뭉치라는 인상을 주었다. 게다가 통각은 매우 과둔해서 달리다가 부딪혀도 아프다는 표정을 짓지 않았다. 그래서 잔부상이 반복되었다. 이런 단비를 돌보는 것은 주변 사람들에게 매우 힘든 일로 여겨졌다.

더욱이 심각한 것은 무발화 증세를 보이는 것이었다. 보통의 자폐증의 경우 증세가 심각하더라도 아이가 한두 마디 반향어를 하거나 의미 없는 옹알이지만 발화 자체는 많다. 그러나 단비는 의미 있는 발성 자체를 거의 안 하는 무발화 증세에 가까웠다.

단비는 치료를 시작하며 급속히 변화를 시작하였다. 눈맞춤, 호명반응, 사회성 등이 빠르게 나아졌다. 단비 부모는 단비의 치료 과정이 공개적으로 공유되기를 바란다면 되도록 블로그에 공개 포스팅을 원하였다. 그런 이유로 치료 과정과 단비의 변화 과정을 아래 블로그 주소에 상세히 소개하였다. (http://blog.naver.com/begoodskin 중 자폐치료 사례—단비의 호전 변화)

3~4개월이 지나며 단비의 상호작용은 완연해졌다. 자신이 원하는 것을 비언어적인 몸짓으로 표현하고 요구할 수 있었다. 싫고 좋음도 몸짓과 표정, 음성을 이용하여 의사소통이 가능해졌다. 일반적인 사회성발달 경과에 기초한다면 이제는 언어 출현이 가능한 수준으로 발달이 이루어졌다. 그러나 단비의 무발화증은 꼼짝할 줄 몰랐다.

우리는 단비의 무디고 무딘 구강감각을 강화하는 치료를 더욱 강하게 진행하였다. 더불어 언어치료도 시행하고 요구 조건을 들어주지 않는 요구지연법도 생활 속에 결합하였다. 단비는 자신이 언어발화를 요구받고 있다는 것을 알고 있다는 표정을 짓고는 했다. 그리고 맘대로 안 된다는 듯 신경질을 부리기도 반복하였다.

그래도 제대로 발화가 안 돼서 엄마가 지쳐갈 즈음 놀라운 사건이 있었다. 아이가 잠을 자다가 낮에 요구하던 발음을 잠꼬대로 선명하게 한 것이다. 밤새 있었던 이야기를 들으며 필자는 '야호!' 하고 감탄사를 외쳤다. 단비는 원천적으로 조음 능력이 없는 것이 아니었다. 다양한 감각이 활성화되어 있을 때 감각 병목현상으로 인해 언어적 감각처리가 결합되지 못하는 것이었다. 이는 단비의 무발화증은 감각처리능력을 강화하는 노력으로 극복 가능하다는 것을 입증시키는 사건이었다.

그 이후 지속적인 노력을 기울이자 단비의 발화량은 점차 늘어갔다. 단비의 사회성 발달수준에 비하면 한참 뒤처진 언어표현능력이지만 서서히 언어능력은 높아져갈 것이다. 결국 무발화 자폐증을 치료하는 데서 중요한 것은 사회성발달을 선행시키는 것이다. 단비의 사례는 그에 기초하여 아동의 감각상의 문제를 해결해주면 자폐스펙트럼장애에 나타나는 언어장애는 해결할 수 있음을 보여준다.

자폐, 이겨낼 수 있어

사회성 발달장애의 근본 원인은
감각처리장애

자폐스펙트럼장애를 정의하는 본질은 사회성 부족이다. 자폐스펙트럼장애아들은 사회적인 관심사가 부족하며 사회적인 의사소통 능력이 결여되어 있다. 그로 인하여 혼자만의 세계에 갇혀서 사람과의 교류를 거부한다는 의미로 자폐라는 용어가 사용되는 것이다.

자폐증이 보여주는 사회성 장애란 곧 사람과 사람 사이의 감정-정서의 교류장애를 의미한다. 타인의 감정을 읽고 이해하는 능력이 부족하며 자신의 감정이나 정서를 타인에게 전달하는 교류 능력 역시 부재한다. 그러므로 자폐스펙트럼장애인들은 얼굴에 표정이 없는 경우가 많으며 종종 감정-정서가 메마른 냉혈인으로 오해를 사기도 한다.

그러나 냉정히 말하자면 자폐스펙트럼장애인에게 감정과 정서가 없는 것은 아니다. 오히려 더 풍부하고 예민한 경우가 많다. 진짜 문제가 되는 것은 감정-정서의 부재가 아니라 교류장애인 것이다. 감정-정성의 교류장애가 만들어지는 근본 이유는 공감 능력이 형성되지 못했기 때문이다.

공감 능력은 타인의 감정에 공감하는 능력을 말한다. 타인이 슬퍼하면 나도 슬픔을 같이 느끼고 타인이 기뻐하면 덩달아 기쁨을 느끼는 것이 공감 능력이다. 사람들은 누구나 이런 공감 능력을 가지고 있는데 이는 감각의 연합 현상을 통하여 성장하게 된다.

예를 들어보자. 아이에게 사탕을 주고자 아이를 부르는 엄마는 다정한 목소리와 표정으로 아이의 이름을 부르기 마련이다. "누구야~!" 하고 부르는 목소리와 표정을 경험하고 사탕을 먹은 아이는 단맛에 만족감을 느끼고 또 행복감을 느낀다. 이런 과정이 몇 차례 반복되면 아이는 "누구야~!" 하는 목소리의 톤과 얼굴 표정을 기억하고 해당 청각정보와 시각정보에 행복감을 연합해낸다. 그리고 같은 톤의 목소리와 같은 방식의 표정으로 '예~!' 하며 응답하기 마련이다.

결국 행복감·만족감을 교류하는 공감 능력이란 안정된 시각과 청각, 미각의 연합 현상을 통하여 형성되는 것이다. 그러나 자폐성 장애인들은 감각과 감정의 연합이 사회적인 패턴으로 연계되어 있지 못하다. 자신의 쾌감이 극대화되는 감각적인 자극이 자폐증마다 다르고 이로 인해 개별적으로 특화된 감각과 감정이 독특한 구조로 연계되어 있다.

누구는 허공을 바라보며 미소 짓고 누구는 강한 압박감에서 행복감과 만족감을 느끼게 된다. 그리고 누구는 빙글빙글 돌거나 뛰는 상태에서 강한 만족감과 안정감을 가지게 된다. 결국 자폐스펙트럼장애인들의 감정과 정서의 패턴을 이해하자면 각자 특화된 감각-감정의 연계 구조를 이해해야 한다.

자폐, 이겨낼 수 있어

자폐 치료의 첫 번째 선행조건

자폐스펙트럼장애의 사회성 장애는 근원적으로는 감각처리장애에서 유발되는 것이다. 그러므로 자폐스펙트럼장애를 치료하는 길도 감각처리장애를 치료하는 것으로부터 시작해야 한다. 이를 해결하지 못한 채 사회성을 가르치는 것은 기술로써 사회성을 흉내내게 되는 것일 뿐 정상인이 사회성을 습득하는 것과는 전혀 다른 길을 걷게 하는 것이다.

자폐 아동들이 보고 느끼는 세상은 일반인들이 보고 느끼는 세상과는 전혀 다르다. 이 점을 이해해야만 감각처리능력의 중요성을 실감하게 된다. 자폐증 아동들이 보고 느끼는 세상의 첫 번째 특징은 너무 많은 기계적인 정보가 여과 없이 입력된다는 것이다. 가장 흔한 유형은 주로 시각적인 정보가 과다하게 입력되는 시각추구형이다. 이는 시각정보에 넓은 틀이나 이미지로 접근하지 못하고, 구체적인 사물의 세부 항목이 눈으로 쏟아져 들어오는 양상이다.

자폐증마다 차이가 있겠지만, 예를 들어 책 표지를 보면 책이라는 모양이 보이는 것이 아니라 제목의 글씨 하나하나가 다 눈으로 쏟아져 들어온다. 심한 경우는 책 표지를 구성하는 무늬나 문양 하나하나가 다 눈에 들어오며 아주 심한 경우는 책에 존재하는 빛과 그림자의 차이까지 인식하게 된다. 그러니 일반인에게는 그저 책 하나겠지만, 시각추구형의 자폐증에게는 그 자체로 거대한 시각정보 덩어리인 것이다.

청각정보는 엄청난 잡음이 여과 없이 고막을 때리는 양상이다. 촉각적으로는 신체 피부를 건드리는 무수한 자극감이 느껴지고, 다양한 냄새가 후각을 자극하게 된다. 일반인이라면 삭제시키는 정보를 자폐인들은 모두 생생하게 느끼고 있는 상태이니 말 그대로 자기만의 세계에 갇혀 있는 셈이다.

자폐증이 느끼는 세상의 또 다른 특징은 단일감각의 과다확장과 더불어 다수 감각의 과소실이 공존한다는 것이다. 이는 다양한 감각이 정상적으로 통합되어 인식되는 것이 아니라 불균형 통합이 진행된다는 것이다. 자폐증 아동이 어떤 자극에 반응하여 몰입할 때 해당 감각이 아주 강하게 모든 감각기관을 마비시키며 단일감각화되는 경향이 존재한다. 이런 이유로 특정 감각추구 시에는 행동 전환이 불가능한 경우가 많다.

정상적으로 사회적인 인식을 한다는 것은 정보를 구체화하면서도 전체적인 묶음으로 처리하여 구체화뿐 아니라 전체화된 인식을 하는 것이다. 정상적으로 사회적인 행동을 한다는 것은 일반적인 사회적인 행동에 요구되는 다양한 감각을 동시에 통합적이며 연합적으로 처리하는 것이다. 그러나 자폐적인 행동 양식의 이면에는 이런 감각의 비정상적인 결합 양식이 존재한다. 그러므로 감각처리장애의 정상화 없이 자폐증을 치료한다는 것은 애초에 불가능하다.

자폐증을 치료한다고 주장하는 무수한 치료법이 존재한다. 해당 치료의 근원적인 가치에 대한 평가는 얼마나 감각처리장애를 정상화할 수 있느냐에 달려 있다. 이 점을 이해하고 봐야 다양한 치료

자폐, 이겨낼 수 있어

방식의 의미와 한계를 정확히 인식할 수 있다.

감각통합치료의 한계와 감각강화치료의 미래

자폐스펙트럼장애에는 감각상의 문제가 있으며 이는 치료가 필요하다는 인식은 필자만의 독특한 생각은 아니다. 이미 오래전부터 장애아동들에게 감각상의 이상이 존재한다는 것은 잘 알려져 있다. 그러므로 자폐증을 보이는 발달장애 아동들에게 여타 발달장애 아동과 마찬가지로 감각통합치료가 권유되어 왔다. 메디칼 병원에서도 소아정신과 의사에 의하여 자폐증 진단이 내려지면 으레 언어치료와 더불어 감각통합치료가 처방된다.

주로 작업치료사들에 의하여 진행되는 감각통합치료의 현황을 살펴보자. 주되게는 그네 타기, 볼풀놀이 등을 이용하여 전정감각, 고유수용성감각, 운동감각의 통합을 시도하는 것이다. 부분적으로 촉감놀이 등을 실행하기도 하지만 이는 결코 주된 치료법은 아니다. 대부분 운동감각적인 통합에 주요 방점이 있다. 이런 치료를 뇌성마비 아이들이나 자폐성 장애아동들이나 천편일률적으로 적용하고 있는 것이 현실이다.

이런 감각통합치료는 냉정히 말하자면 뇌성마비 아동들에게는 절실한 것들이다. 이들의 장애의 본질은 운동장애이며, 이는 전정감각과 고유수용성감각에 대한 자극과 통합을 통하여 개선이 용이하기 때문이다. 그러나 자폐스펙트럼장애 아동들에게 보행장애가 있는 경우는 없다. 어려서 느리게 걷기도 하고 서툴게 걷기도 해서 문제가 되기도 하지만 종국에는 아주 안정적으로 보행하며 달리기도 가능해진다. 즉 자폐스펙트럼장애에 운동감각 위주의 감각통합치료가 도움이 되기는 하지만 필수 불가결한 치료는 아닌 것이다.

작업치료사에 의하여 진행되는 감각통합치료뿐만이 아니다. 별로 근거 없는 좌뇌우뇌론을 이야기하며 유행하고 있는 밸런스치료법이라는 것도 기실 운동감각 통합치료의 변형일 뿐이다. 모든 문제의 원인은 좌뇌와 우뇌의 불균형이라며, 좌측과 우측의 운동적인 통합능력을 강화시켜서 장애를 치료한다고 하는데 본질상 이는 운동감각치료일 뿐이다.

자폐증 아동들에게 필요한 감각적인 접근은 가장 중요하게는 시각적 자극의 조절이며, 다음이 청각적 자극 조절이고, 다음이 촉각적 자극 조절이다. 그다음 후각과 미각이 중요하고, 그다음에야 전정감각과 고유수용성감각이 중요하다고 볼 수 있다. 이렇게 감각의 과민·과둔 현상을 치료하며 안정적인 감각처리능력을 형성시켜줘야 한다. 또한 다양한 감각의 연합처리능력을 키워줘야 한다.

이런 시각에서 보자면 이미 존재하는 감각을 통합시키는 치료만이 아니라 단일감각을 정상화하고 다양한 연합처리능력을 강화한다는 의미에서 감각통합치료라는 용어보다는 감각처리강화치료법이라는 용어가 더 타당성이 있을 것이다.

감각처리강화치료라는 용어가 우리에게는 생소하겠지만 미국에서는 이제 광범위하게 사용되기 시작했으며, 다양한 치료법들이 체

자폐, 이겨낼 수 있어

계적으로 분석되고 제공되기 시작하였다. 이 분야가 완전히 학문적으로 분석되고 과학적으로 정착이 될 때 자폐증 치료의 새로운 장이 열리게 될 것이다.

5장

자폐증의
발생
원인

자폐증의 원인, 유전인가 환경 이상인가?

자신의 아이가 자폐스펙트럼장애라는 진단을 받고 나면 바로 이어지는 질문이 있다. "원인이 뭔가요?" 이 질문은 자폐스펙트럼장애가 유전된 것이냐, 아니면 양육을 잘못한 것이냐, 그것도 아니면 환경적인 이상 작용이 문제냐는 복합적인 의미를 가지고 있다.

일단 분명한 것은 자폐스펙트럼장애가 양육상의 이상이나 잘못으로 발생하는 것은 아니라는 것이다. 이에 대해서는 전문가들 사이에 이견 없이 합의된 인식을 가지고 있다. 그러나 유전적인 원인과 환경적인 원인 둘 중에 무엇이 우세한 것인가에 대해서는 첨예한 이견이 존재한다.

이 논란은 급증하는 자폐증의 원인에 대한 인식과도 연결되어 있다. 과거에는 매우 드물었던 자폐증이 왜 현대에 와서 급증하고 있는 것일까. 통계에 따라 차이가 많기는 하지만 많은 경우는 10%에

육박하는 아동들이 자폐스펙트럼장애에 노출된 것으로 추정하기도 한다. 전문가들 사이에는 이렇게 자폐스펙트럼장애가 급증한 원인에 대한 인식 차이가 존재한다.

자폐스펙트럼장애의 원인으로 환경 이상을 주장하는 사람들에게는 간단한 답변이 준비되어 있다. 현대사회로 들어서며 환경오염이 심해지고 그로 인해 신경독성이 증가하여 자폐증의 출현이 급증하고 있다는 것이다. 반면 유전론을 주장하는 사람들에게 이 문제에 대한 해명은 매우 의학적인 답변으로 대체된다. 과거와 달리 자폐에 대한 진단기준이 완화되었으며 조기에 발견하려는 노력이 커져서 통계상의 수치가 증가하고 있을 뿐 실상은 과거나 현재나 비슷한 수준으로 자폐스펙트럼장애 아동들이 존재한다는 것이다.

필자의 의견으로는 복합작용설이 가장 타당해 보인다. 복합작용설은 자폐스펙트럼장애에 유전적인 원인이 작용하지만 기계적으로 발현되는 것이 아니라 환경적인 이상상태와 결합하여 발현된다는 것이다. 일란성 쌍둥이의 자폐증 발현 비율은 이를 뒷받침하는 자료다.

일란성 쌍둥이에서 자폐증의 동시 발현율은 75%라고 한다. 즉 쌍둥이 중 한 아이가 자폐증일 경우 다른 아이도 자폐증일 확률이 75%라는 것이다. 그러나 역으로 25%의 아이들은 일란성 쌍둥이 형제가 자폐증이라도 정상적인 상태를 유지한다는 것이다.

자폐스펙트럼장애의 원인이 유전이라면 유전자가 완전히 일치하는 일란성 쌍둥이에서 자폐증과 정상이 공존하는 현상을 설명할 수

자폐, 이겨낼 수 있어

없다. 즉 성장 과정에서 환경적인 원인이 개입했기에 이런 결과가 나올 수 있는 것이다. 자폐스펙트럼장애를 유전적인 원인만으로 이해한다면 우리는 기계적인 결과를 숙명처럼 받아들여야 한다. 그러나 환경적인 원인이 존재한다면 우리는 자폐증을 예방하고 치료할 수 있는 희망적인 방법을 모색할 수 있게 된다.

필자는 복합작용론에 대하여 확신을 가지고 있으며, 어려서 치료에 개입한 경우 정상 아동이 되는 무수한 자폐 아동을 경험하였다. 그러므로 자폐스펙트럼장애의 발현은 유전적인 원인만이 아닌 것이 분명하다.

치료 사례 11

세쌍둥이 모두 자폐스펙트럼장애인 사례

세쌍둥이 모두가 자폐스펙트럼장애 증세를 보이는 경우의 치료를 진행한 경험이 있다. 아이들은 20개월가량의 세쌍둥이 남자아이들이었다. 세쌍둥이인 경우 저체중으로 태어나는 경우가 대부분인지라 발달지연이 나타나는 경우가 많다.

대체로 일란성 쌍둥이의 경우 75%가 자폐증 일치율을 보이며 형제 사이에는 30%가량의 일치율을 보인다고 한다. 이 세쌍둥이들 중 둘째와 셋째는 일란성 쌍둥이 관계이고, 첫째는 이란성 쌍둥이로 얼굴 생김도 다르다. 간혹 형제 모두가 자폐증인 경우는 가끔 보게 되는데 이렇게 다 둥이가 모두 자폐스펙트럼장애인 경우는 매우 드물 것이다.

그나마 다행인 것은 아이들이 20개월로 매우 어리다는 점이었다. 이 정도의 어린아이들이라면 치료에 실패하는 일은 거의 없다. 게다가 엄마가 전업으로 아이들을 돌보는 조건인지라 치료 환경은 매우 희망적이었다. 다만 문제가 되는 것은 엄마 혼자서 3명의 아이를 돌보지 못하여 첫째를 할머니에게 맡겨 육아하는 점이었다. 맞벌이 부부의 경우 주 양육자로서 할머니가 치료에 참여하는 경우가 많은데 아무래도 엄마에 비하여 치료에 헌신성과 집중력이 떨어진다.

그렇지만 할머니가 주 양육자가 될 첫째 아이가 자폐 증세가 제일 약하고, 어느 정도는 상호작용도 가능하기에 큰 걱정을 안 하였다. 대체로 **자폐증 치료에는 같이 상호작용을 해줄 또래 집단을 만드는 것이 도움이 된다.** 형제라면 좋고 안 되면 골목 친구, 놀이터 친구라도 만들어야 한다. 쌍둥이 형제가 있다면 금상첨화다. 아이들이 어느 정도 상호 간에 관심이 생기도록 호전된다면 아이들의 발달은 시너지 효과를 낼 것이다.

세쌍둥이의 치료는 급속도의 발전이 이루어졌다. 치료 한 달째가 경과하자 대부분 눈맞춤이 호전되고 상호작용도 증가하기 시작하였다. 둘째 달이 되자 모방도 가능해지기 시작하고 상호모방이 증가하며 아

자폐, 이겨낼 수 있어

이들의 사회성발달이 급진전하였다. 이 과정에서 아주 놀라운 역전 현상을 볼 수 있었다.

세쌍둥이들의 증세는 태어난 순서대로 경중이었다. 첫째는 어느 정도 눈맞춤도 되고 발화 시도도 되는 가벼운 자폐였다. 둘째와 셋째는 눈맞춤이 거의 이루어지지 않는 중증 상태였는데 그나마 둘째는 잠깐씩 눈맞춤이 가능했다. 그런데 치료 두 달째 상호모방이 생기는 시점을 전후하여 첫째와 둘째 사이의 발달 속도에서 역전이 이루어졌다. 발화량도 둘째가 훨씬 많아지고 있었다.

모두 같은 한약을 먹고 같은 치료 과정을 겪었지만, 가정 내에서 아이와 집중적인 상호작용이 이루어진 정도의 차가 곧바로 아동발달의 속도 차이를 만들었던 것이다. 조기 발견, 조기 치료로 진행되었기에 세쌍둥이들은 무리 없이 정상 범주로 되어가고 있다. 지금은 아이들에게 문제가 있다는 생각을 하기 힘든 상태이다. 그러나 아이들의 원숙한 사회성발달이 이루어지는 시점까지 치료는 지속되어야 하기에 가까운 시일 내에 홈-테라피로 전환할 생각이다.

자폐증을 유발하는 환경 이상의 실체는
면역이상반응

자폐증의 발생률은 임신 중 산모의 상태에 많은 영향을 받는다. 현대사회에는 다양한 위험 요소가 독성물질로 작용하여 산모의 태중 아이를 공격한다. 아직 다 규명되지 못했지만 점점 다양한 위험 요소들이 보고되고 있다.

가장 대표적으로 확인된 것은 간질 치료제인 데파코트이다. 발프로에이트 성분인데 이를 복용한 여성은 일반 산모에 비하여 자폐증 아동을 출산할 위험성이 3배나 높게 나타난다고 한다. 발프로에이트는 항경련제로만 사용되는 것은 아니다. 조울증 치료제, 진통제, 편두통 치료제로도 사용된다.

자폐증의 발생에 관여한다고 알려진 여러 신경독성 물질의 작용 경로가 아직 다 규명되지 않았다. 다만 면역학적 이상반응이 그 작용 경로와 자폐증의 발생을 매개할 것으로 예상하고 있다. 임신 중 산모가 면역이상을 유발하는 질환에 노출된 경우 자폐아 출산율이 증가하는 것을 통하여 이를 추정할 수 있다.

예를 들자면 임신 중 고열이 있으면 자폐 성향의 아이를 낳을 확률이 두 배 증가한다고 한다. 미국 캘리포니아대학교 데이비스 캠퍼스 어바 헤르츠-피시오토(Irva Hertz-Picciotto) 박사는 임신 기간에 어떤 요인이 아이의 자폐 성향 위험을 높이는지를 연구했다. 그 결과 임신 중 감기 등으로 열이 난 경험이 있는 경우 자폐아 출산율이 증가하는 것으로 확인된다고 한다.

또한 임신 전 비만과 당뇨병이 겹친 여성은 자폐아 출산 위험이 높다는 연구 결과도 있다. 미국 존스홉킨스대학의 왕샤오빈(Xiaobin Wang) 박사는 6년간 진행한 추적조사 결과 당뇨병이 있는 비만 여성은 자폐스펙트럼장애아의 출산 위험이 4배 높다고 보고했다. 그리고 비만과 당뇨병 중 어느 하나만 있는 경우도 자폐아 출산 위험이 2배 높았다고 한다.

자폐증을 과학적으로 연구하는 미국 'Simons Foundation'의 소식지에 보고된 내용에 의하면 산모의 자가면역질환과 태아의 자폐증 사이에 상관성이 입증되었다고 한다. 자폐증을 가진 아동의 대략 1/10 정도의 원인은 산모의 자가면역체계의 문제인 것으로 나타났다고 한다. 산모가 자가면역질환을 가진 경우에 뇌를 구성하는 단백질에 반응하는 면역분자를 혈액 속에 배출한다는 연구 결과가 『분자 정신의학』 저널지에 발표되었다.

이때 산모는 면역분자가 뇌에 들어가는 것을 차단할 수 있지만 태아는 불가능하여 뇌조직의 이상 면역반응이 나타난다고 한다. 『분자 정신의학』의 보고에 의하면 자폐증의 10% 정도가 모계의 자가면역질환, 즉 모계가 가진 항뇌단백질 항체의 공격으로 인해 발생한다고 한다.

결국 신경독성 물질의 유입과 태중 산모의 면역이상반응이 결합하여 자폐증이 유발되고 또 발생률이 증가하는 원인으로 작용하는 것이다.

정상발달 중 자폐증으로 퇴행하는 아이들

자폐증의 원인 중 유전적인 원인이 단일 원인이 되지 않는다는 것은 명확하다. 자폐증은 후천적인 요인이 개입해 복합적으로 작용하여 형성되는 것이다. 이 후천적인 요인에는 주로 면역이상 활동이 매개 역할을 한다고 추정된다. 이는 결국 자폐 아동들의 뇌는 태생적인 기형이 아니라 성장 과정 중에 자폐적인 뇌의 형태로 변화를 겪게 됨을 의미한다.

자폐스펙트럼장애 아동이 돌 이전부터 자폐증 패턴을 보이는 경우는 많지 않은 것으로 조사된다. 통계마다 차이가 있지만 70~80%의 아이들이 정상발달을 하다가 12~24개월 사이에 퇴행하며 자폐증이 진행되는 것으로 조사된다. 우리나라 통계에 의하면 정상발달을 하다 퇴행했다고 답하는 경우가 90%를 넘는 경우도 있다. 필자가 일선에서 아동들을 치료하며 조사한 바로도 실제로 대부분 돌을 전후하여 퇴행하는 것으로 보인다.

퇴행의 원인은 면역반응의 진행으로 추정된다. 주로 뇌간 부위에서 면역이상이 진행되며 이로 인하여 감각처리장애가 급격하게 형성되는 것으로 보인다. 즉 성장 과정 중 아동이 급속하게 눈맞춤이 적어지며 호명반응이 사라지는 시점이 있는 것이다. 이 시기 아이의 감각처리조직인 뇌간 부위에서 염증반응과 대항하는 면역반응이 진행되는 것이다.

최근 연구 동향은 자폐증을 앓는 아이들의 면역반응에 대한 관심

자폐, 이겨낼 수 있어

이 증가하고 있다. 보고에 의하면 자폐증 아이들에게서 면역세포의 과도한 활성화 현상이 쉽게 관찰된다고 한다. 자폐증 아동의 뇌에서 뇌가 가진 면역세포인 미세아교세포(Microglia)가 일반 아동에 비해 훨씬 높게 나타난다고 한다.

최근의 연구를 보면, 자폐증을 가진 아동과 일반 아동과의 미세아교세포 활동을 추적해 보았더니 자폐증을 가진 아이들에게서 훨씬 높은 수치로 나타났는데, 특히 6세 미만의 자폐증 아동에게서는 3명 중 2명꼴로 미세아교세포 활성도 비율이 높은 것으로 나타났다. 미세아교세포의 높은 활성도는 내재적인 뇌신경 시냅스, 뇌신경 자체, 뇌신경 네트워크 교란 등에 대한 원인으로 작용하게 된다.

자폐증이 완전한 뇌 질환이 아닐 것이라는 주장은 증가 추세를 보이고 있다. 미국 샌디에이고 캘리포니아대학 의과대학 신경과전문의 에릭 쿠르셴(Eric Courchesne)은 장내 미생물, 피부세포, 면역체계 이상에서 자폐증의 단서를 찾고 있다고 한다. 자폐증 아동의 혈액을 분석한 미국 뉴욕 렌셀러 폴리테크닉대학의 유르겐 한(Juergen Hahn) 박사는 자폐증에 영향을 주는 대사반응을 수행하는 화합물을 찾는 연구를 진행하고 있다. 이런 노력은 자폐증의 대사물질을 찾아내어 혈액검사로 자폐증을 조기에 발견하는 바이오마커를 찾는 연구로 이어지고 있다.

동일한 유전자를 가지고 태어나지만 정상과 자폐로 운명이 갈리는 일란성 쌍둥이의 비밀 역시 동일한 것이다. 알 수 없는 메커니즘에 의하여 면역이상을 일으키는 대사활동이 증가하고 뇌간조직의 손상이 발생하며 감각처리장애가 발생하는 것이다. 정상발달을 하다가 퇴행이 일어나는 그 시점에 이상 면역반응이 급격하게 진행되는 것이다. 면역이상이 감각처리장애를 유발하는 이 메커니즘에 자폐증이 급증가하는 비밀이 담겨져 있다.

뇌조직의 가지치기가 안 되는 자폐스펙트럼장애

자폐스펙트럼장애 아동들의 뇌조직은 이상증식이 진행된다고 한다. 특히나 뇌의 표면인 피질의 성장 속도가 빨라 뇌 성장 속도를 기반으로 자폐증 예측 도구를 만드는 시도까지 등장하고 있다.

에릭 쿠르센 박사는 사망한 2~16세 자폐아 7명과 같은 연령대의 보통 아이 6명의 뇌를 부검한 결과 복합사고, 언어, 사회행동 등을 관장하는 전전두엽의 뉴런 수가 자폐아의 경우 보통 아이들보다 평균 67%나 많은 것으로 나타났다고 보고했다. 일반적으로 보통 아이들은 전전두엽의 뉴런 수가 약 11억 600만 개인데 비해 자폐아는 19억 4천만 개인 것으로 나타났다. 자폐 아동들이 주로 기능적 문제가 생기는 언어 영역, 사회행동 영역에서 뇌세포의 수가 부족한 것이 아니라 오히려 너무 많은 것이다. 뇌세포의 수는 뇌의 잠재적인 능력을 의미한다. 특히나 전전두엽은 진화적으로 인간에게 최근 형성된 뇌조직 영역이다. 결국 자폐스펙트럼장애의 전전두엽은 아주 우수한 지적 활동을 수행할 수 있는 잠재력을 가진 뇌인 것이다.

자폐, 이겨낼 수 있어

뇌세포의 증식은 이미 태중에서 만들어진다. 출생 후에 새로 만들어지는 뇌세포가 있다고 하지만 이는 극히 일부분이다. 결국 자폐스펙트럼장애 아동들의 뇌세포는 우수한 기능수행이 가능한 유전적 특성을 가진 것으로 추정된다.

뇌조직의 성장 속도를 결정하는 것은 뇌세포의 숫자가 아니다. 이상증식 속도를 보이는 것은 뇌세포 간의 연결을 담당하는 시냅스인 것으로 보고된다. 미국 자폐연구재단인 'Autism Speaks'는 자폐증 환아들은 뇌조직에 너무 많은 시냅스가 있다고 발표하기도 했다. 자폐증을 가진 아동들의 뇌조직을 분석한 결과, 뇌신경 세포 간의 연결인 시냅스가 과잉으로 있다는 것을 밝혀낸 것이다. 이 과정에 참여한 연구진들은 쥐 실험을 통해 시냅스의 가지치기를 도와주자 쥐들의 자폐적 행동이 주는 것을 확인했다고 한다.

시냅스의 과잉증식은 두 가지 의미로 해석될 수 있다. 시냅스의 형성은 외부 자극에 대한 결과물로 형성된다. 자폐성 장애에서 나타나는 감각처리장애의 패턴은 감각된 정보의 과다한 양이 뇌간에서 약화되지 않고 그대로 대뇌조직에 전달된다는 것이다. 이는 필연적으로 뇌조직의 시냅스의 증가로 나타날 것이다.

또 다른 의미는 시냅스의 제거 과정이 제대로 진행되지 못한다는 것이다. 뇌조직의 불필요한 시냅스는 뇌조직의 성장 과정에서 시냅스를 제거하는 가지치기 과정을 통하여 제거된다. 결국 정상적인 가지치기가 진행되지 못하면 시냅스가 과도하게 존재하게 되는 것이다.

뇌조직의 가지치기는 뇌 내의 면역반응에 의하여 진행된다. 즉 인체에서 불필요한 조직의 제거는 면역반응에 의하여 이루어진다. 뇌 내의 시냅스 가지치기 역시 면역반응이다. 결국 자폐 아동의 뇌에서는 시냅스의 이상증식만 진행되고, 적절한 면역반응은 진행되지 못하여 자폐증이 고착되어가는 것이다.

면역에 관여하는 뇌조직의 발견

자폐증을 근본적으로 치료하려면 발병의 원인을 치료해야만 한다. 그러자면 자폐증 뇌에서 진행되는 면역이상에 직접 개입해야 한다. 뇌 내에서 진행되는 면역이상을 바로 잡을 수 있다면 우리는 자폐증 치료의 본질로 들어갈 수 있게 된다.

그러나 이에 대한 그간의 논의는 매우 한계가 있었다. 뇌조직의 면역 활동이 어떻게 진행되는지도 분명치 않았으며, 뇌조직 내에 면역 활동에 관여하는 조직이 없다는 생각이 통념이었기 때문이다. 그러나 최근 이런 통념을 뒤엎는 새로운 발견이 이루어졌다.

버지니아대학교 뇌면역학과 신경센터의 조너선 키프니스(Jonathan Kipnis) 박사는 뇌 내에서 새로운 면역조직의 존재를 밝혀냈다. 즉 뇌조직과 면역체계 사이의 직접적인 연결을 이루는 림프관을 찾아낸 것이다. 이 발견을 두고 키프니스 박사는 "이 림프관을 찾았을 때 우린 아주 놀랐습니다. 교과서에 따르면 이 림프관은 존재하지 않는 거였거든요."라고 말하였다.

또한 버지니아대학교 신경과학 학장인 케빈 리(Kevin S. Lee) 박

자폐, 이겨낼 수 있어

사는 이 발견의 소감을 이렇게 표현했다. "나는 딱 한 문장만 말했다. 교과서를 바꿔야겠군." 이전에는 뇌와 림프계 사이의 직접 연결은 없는 것으로 알고 있었으나, 이번 연구 성과는 해부학적으로 새로운 모델인 뇌를 포함한 림프계 모델을 제시한다. 이를 그림으로 표현하면 다음과 같다.

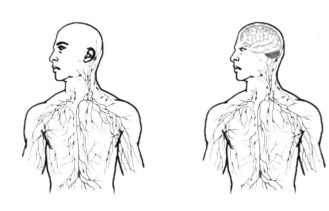

예전 림프계 그림(왼쪽), 뇌 림프관 발견을 반영한 새 그림(오른쪽)
출처: 버지니아 의과대학

뇌조직 내의 림프관은 매우 교묘한 위치에 존재하여 그동안 발견되지 않은 것이라고 한다. 이번 발견은 매우 획기적인 것이다. 특히나 자폐 환자의 치료법에서 획기적 진전이 기대된다. 아직은 초기 단계지만, 연구자들은 뇌 림프관을 대상으로 하는 치료를 통해 여러 신경장애를 치료할 수 있는 가능성을 찾아내리라 기대하고 있다.

키프니스 박사는 다음과 같이 말한다. "우리는 모든 신경 관련 병에는 면역이 관련되어 있다고 믿기 때문에, 이 림프관이 중요할 수도 있어요." 림프조직은 체내에서 광범한 면역 활동을 진행하는 백혈구를 운반하는 조직이다. 뇌 내의 림프조직에서 이루어지는 면역 활동을 활성화시키는 방법을 찾는 것이 자폐증 치료법을 찾는 길이 될 것이다.

뇌에는 여타 인체와 마찬가지로 왕성한 면역 활동이 존재한다. 특히 성장기 어린이의 경우 뇌 내의 면역 활동을 정상화한다면 자폐증 진행을 막아내고 또 회복시킬 수 있을 것이다. 필자의 임상경험에 의하면 만 2세 미만에서 자폐증을 조기 발견한다면 한약처방만으로도 아이가 정상 아동이 되는 경우가 적지 않았다. 과학적인 연구가 진행되면 자폐증을 근치시키는 효과적인 약물이 출현하겠지만, 그전까지 천연물의 복합재제인 한약의 치료 효과는 대체재로서의 역할을 할 수 있을 것이다.

영아연축과 자폐증

영아연축이란 질환은 경련이 발생하며 발달장애가 급성으로 진행되는 질환이다. 이 질환이 자폐증 치료를 이해하는 데 중요한 것은 질병의 진행 경과가 자폐증과 동일한 양상을 보이기 때문이다.

영아연축이 발생하면 하루 수십 번 연축 양상의 경련이 시작된다. 더불어 눈맞춤이 점차로 소실되며 언어발달도 퇴행하기 시작하여 언어의 소실 현상이 뚜렷해진다. 가장 큰 특징은 옹알이의 소실이다. 또한 사회성도 퇴행하며 아이가 엄마와 교감 시 나타나는 사회적 미소도 사라져 엄마와의 감정교류가 소실된다. 무표정한 아이가 되며 운동발달도 점차 떨어져 고개 가눔이 약해지고 보행도 현저히 늦어지게 된다. 이런 현상이 불과 1, 2주 사이에 급격하게 진행되는 경우가 많다.

그런 이유로 필자는 영아연축을 급성자폐증으로 분류하는 게 타당하다고 생각한다. 다만 자폐증에 비하여 더 심한 것은 인지저하까지 동반된다는 사실이다. 영아연축이 진행되는 부위도 감각처리 기능이 소실되는 것을 보면 심부 뇌조직인 뇌간 부위에서 시작되는 것으로 추정되는데, 이 역시 자폐증의 발병 부위와 동일한 것으로 추정된다.

이런 이유로 영아연축 초기 치료 시에는 자폐증 치료와 동일한 치료법을 적용하여 성과를 내고 있다. 이런 치료 결과는 논문으로 정리되어 2016년 『Evidence-Based Complementary and Alternative Medicine』에 발표되는 성과로 이어졌다.

영아연축에 대한 수많은 치료 사례가 있지만 특별히 다윤이를 소개하는 것은 부모가 아이의 치료 정보를 블로그로 공개했기 때문이다. 다윤이 아빠의 블로그(http://blog.naver.com/kangsw2004/220904889115)에 들어가면 치료 과정을 자세히 볼 수 있다.

다윤이는 항경련제를 복용 중이나 퇴행은 진행되어 눈맞춤과 옹알이가 소실된 아이였는데 한방치료를 병행하며 정상 아동으로 회복되었다. 지금도 건강하게 잘 자라고 있다.

자폐증 치료에서 한약의 효능

필자의 치료실에서 자폐스펙트럼장애 아동을 치료할 때 일명 '인지탕'과 '명랑음'이라는 한약의 사용은 매우 중요하다. 아이들의 경우 자폐증이 진행되는 초기라면 별다른 치료 없이 한약만으로도 정상화되는 경우가 적지 않다. 필자는 자폐증뿐 아니라 눈맞춤이 안 되는 다양한 중증장애아들을 한약으로 치료해 왔다. 특히나 영아연축이라는 중증의 난치성 소아간질을 치료하게 된 것은 필자에게 큰 전기가 되었다.

앞서 말했듯이 영아연축은 정상발달을 하던 아이가 1~2주 사이에 급성적인 퇴행을 겪으며 하루 수십 번 이상의 연축성 경련을 동반하는 무서운 질환이다. 주로 생후 6개월 전후의 아이들에게서 빈발하는데 아이들은 눈맞춤이 급격하게 소실되고 옹알이가 사라지게 되며, 사물에 대한 호기심도 감소하게 된다. 그 결과 아이들은 중증 자폐스펙트럼장애이면서 중증의 지적 장애아동으로 발달장애가 고착되는 파멸적인 소아간질이다.

이때 인지탕을 위주로 한 한약치료를 진행하면 상당수 아이들의 눈맞춤과 옹알이가 회복되며 급성자폐증이 정상화된다. 필자는 이렇게 눈맞춤이 안 되는 다양한 발달장애 아동들을 치료하였다.

한약의 사용을 통하여 눈맞춤이나 호명반응의 호전 현상이 나타나는 시간은 나이에 따라 차이가 난다. 그러나 만 3세 미만의 아이들은 대체로 일주일 이내에 눈맞춤이 호전되기 시작한다. 그리고 5~6세 정도 아이들의 경우라도 2~3주면 눈맞춤과 상호작용이 증가하는 것을 느낄 수 있다.

이렇게 빠른 반응이 나타나는 이유는 무엇일까? 짧은 시간 내에 뇌조직의 변화가 만들어질 리는 없다. 한약의 작용력도 대뇌피질에서는 현격히 떨어지는 것으로 추정하고 있다. 빠른 효과가 나타나는 이유는 자폐증의 원인이 되는 뇌 면역 작용에 효과를 보이기 때문일 것이라 추정된다. 한약 자체가 원인을 알 수 없는 자가면역질환류에 매우 효과적인데 진행되는 자폐성장애에도 효과를 나타내는 것으로 보인다.

자폐증 백신접종 원인론의 허구성

도널드 트럼프가 미국 대통령에 당선되며 백신접종에 의한 자폐증 발생을 주장하였다. 그리고 '백신 안전 검증위원회'의 설치와 운영을 추진한다고 한다. 백신이 자폐증을 유발한다는 주장은 2000년대 미국에서 가장 논쟁적인 주제 중 하나였다.

이 주장은 영국의 의사 앤드루 웨이크필드(Andrew Wakefield)에 의하여 1998년 영국의 의학저널『란셋(The Lancet)』에 한 논문이 발표되며 시작되었다. 논문은 '로열 프리 호스피탈(Royal Free Hospital)'에 입원했었고 발달장애가 있는 12명의 아동에 대한 것으로, 12명 중 8명이 MMR 백신접종 후 자폐증이 발생했다고 주장하였다.

이후 웨이크필드는 백신접종 부작용으로 소송 중인 변호사로부터 뇌물을 받고 논문의 자료를 의도적으로 조작한 것으로 판명이 났다. 그리고 영국에서 면허가 취소되었으며 논문도『란셋』에서 철회 조치를 당하게 된다.

웨이크필드의 주장은 조작된 것으로 밝혀졌지만, 객관적인 검증을 위한 조치가 미국에서 이루어졌다. 20만 명이 넘는 대규모 연구군의 비교연구를 통하여 백신접종과 자폐증 사이에는 아무런 상관관계가 없다는 것을 확인하였다.

백신이 자폐증을 유발한다는 주장의 허구성은 이미 과학적으로 검증된 사실이다. 이를 두고 트럼프가 검증 위원회를 만들겠다고 하는 것은 미국 전체 과학계와 싸움을 하겠다는 우매한 주장일 뿐이다.

트럼프가 정신 나간 주장을 즐긴다는 것은 미국의 문제이니 상관없다. 그러나 문제는 국내에서도 트럼프의 주장과 상통하는 유사 의료행위가 자폐증 아동들에게 행해지고 있다는 점이다. 백신 원인론의 근본에는 수은 중독설이 존재한다. 즉 자폐증의 원인을 중금

자폐, 이겨낼 수 있어

속으로 인한 신경 오염에서 찾는 것이다.

국내에서도 자폐증의 원인을 중금속중독이라 설파하는 의료행위가 공공연하게 이루어지고 있다. 자폐증이 납중독에 의하여 발생한다는 주장이 대표적이다. 또한 다양한 중금속중독을 자폐증의 원인으로 제기하며 모발검사로 중금속 오염을 측정하는 시도 역시 같은 유이다.

스마트폰과 TV가 자폐증의 원인?

자폐스펙트럼장애 진단을 받은 아이의 부모들과 상담하다 보면 꼭 나오는 얘기가 있다. 아이가 스마트폰에 너무 집착하며 TV를 보기 시작하면 빠져들어 가서 절대 다른 일을 하지 않으려 한다는 것이다. 심지어 일부 부모들은 아이의 자폐증이 스마트폰 중독 때문에 발생했다고 생각하는 경우도 있다.

유아기에 아동이 부모와의 상호작용에 치중하기보다는 스마트폰이나 TV 시청에 집착하게 되면 사회성발달이 떨어져서 자폐 증상과 유사한 행동 형태를 보이는 경우도 있다. 이를 두고 과학적인 용어는 아니지만 유사-자폐라는 말을 일선에서 사용하기도 한다. 그러나 이런 유사-자폐는 자폐스펙트럼장애와는 근본적으로 다르다. 치료도 매우 용이해서 대중매체와의 접촉만 제한하고 부모와 상호작용을 해주는 것만으로도 빠르게 호전을 보인다.

스마트폰 과다 노출이 자폐증을 만드는 것은 아니다. 자폐스펙트럼장애 아동이 스마트폰에 과다 노출되어 자폐증 증상이 더욱 악화될 수는 있지만, 스마트폰이 자폐증을 유발하지는 못한다.

스마트폰이 아동의 인지발달과 뇌 발달에 도움이 될 것인가, 해가 될 것인가 하는 문제는 매우 논쟁적인 주제다. 그러나 아동학자나 뇌 과학자들 사이에 합의된 사실은 만 3세까지는 스마트폰이나 TV 등의 매체에 노출이 득보다는 해가 크다는 것이다. 만 3세까지 아동의 뇌 발달을 추동하는 가장 강력한 자극은 부모와의 스킨십이며 자연과 교감하는 감각적인 경험들이기 때문이다.

그러나 만 3세 이후에는 의견이 갈린다. 해가 크다는 주장과 득이 크다는 주장이 팽팽히 맞서고 있다. 필자는 어떤 내용을 어떤 방식으로 접하느냐에 따라 득실이 다르다고 생각한다. 사회성발달이 36개월을 넘어가는 자폐스펙트럼장애에서는 오히려 적절한 컴퓨터 게임이 도움이 되는 경우도 많다. 특히나 아스퍼거증후군 유형에서 필자는 실제 치료 과정에 컴퓨터 게임을 권하는 경우도 많다. 그러니 무엇이든 무조건 배척하는 것은 옳은 태도가 아니다.

반응성애착장애 진단을 남발하는 의사들

자폐스펙트럼장애나 발달적 언어장애 아동을 진찰하다 보면 타 병원에서 반응성애착장애라고 진단을 받았다는 아이들이 적지 않다. 진단 이후 부모와 애착 형성을 하는 치료를 하다 차도가 없어 필자를 찾은 경우들이다.

자폐, 이겨낼 수 있어

역으로 되는 경우도 있다. 필자가 자폐증 계통으로 진단했는데 타 병원에서 반응성애착장애로 진단을 받았다며 항의를 하는 경우도 종종 있다. 자폐스펙트럼장애라는 진단을 인정하고 싶지 않은 부모의 심리가 애착장애라는 진단명을 선호하게 하는 듯하다.

소아정신과에서 반응성애착장애라는 진단이 왜 남발되는지 알 수는 없다. 아동발달의 이상을 신경발달상의 이상으로 이해하기보다는 심리적인 이상 문제로 이해하려는 경향 때문에 발생하는 문제가 아닐까 추정할 뿐이다.

반응성애착장애는 주로 아동에 대한 학대나 유기, 방치에 의하여 발생하는 발달이상이다. 진단의 핵심이 아동 방치에 있기에 이런 경우 아이를 데리고 조기에 병원에 오는 경우는 극히 드문 일이다.

또한 반응성애착장애라면 아동은 신경발달상에 이상이 없기에 부모의 양육 태도의 교정만으로도 아이는 급격한 호전 경과를 보이게 된다. 반응성애착장애라는 진단 후 아이의 증세 개선이 없다면 신경학적인 발달이상을 의심해 보는 게 타당할 것이다.

한약치료만으로 급속히 회복되었던 예나

예나는 6살 여자아이다. 예쁘장한 모습을 한 아이가 진료실에 들어와 서는 천장 높이의 허공만 두리번거리던 첫 모습이 기억난다. "예나야~!" 하고 불러 보았지만 전혀 반응을 하지 않고 여전히 허공만 바라보았다.

예나는 전형적인 자폐스펙트럼장애 증세를 가지고 있었다. 눈맞춤이 잘 안 되는데 엄마와는 눈맞춤이 짧지만 가능한 수준이었다. 유치원에 서도 또래와는 관계를 하지 않고 혼자 놀이에만 집착을 한다. 언어 지연 도 있어 반향어 위주로만 언어 반응이 있었는데 최근 들어 선택적인 단어 를 몇 개씩은 엄마에게 표현하는 수준이었다. 특이한 것은 소리에 대한 민감성이 높아 TV 광고 등에서 나는 소리를 무서워하여 도망간다고 한 다. 그래도 보고 싶은 영화라면 소리를 죽여 놓고 영상만 본다고 했다.

예나가 치료를 시작한 나이는 적지 않지만 아스퍼거증후군으로 언어 발화도 가능한 경증이기에 적극적인 치료를 진행한다면 정상적인 학교 생활을 기대할 만했다. 치료를 위해서는 한약을 이용한 면역치료만이 아니라 감각강화치료, 플로어타임* 등 전체적인 치료가 필요했다. 그 러나 부모는 치료에 확신이 없었는지 한약만 처방받기를 희망하였다.

---

*floortime. 성인이 아이와 함께 바닥에 앉아 함께 놀이하는 치료기법이나 양육 방법. —편집자 주

자폐증에 유효한 기본 처방을 한 달분 해주고는 잊고 지냈는데 3~4
개월이 경과한 후 재차 내원하였다. 예나의 부모는 전체적인 치료를 희
망하며 그동안의 경과를 설명해주었다.

　한약을 복용하면서 아이는 급속한 호전을 보였다고 한다. 눈맞춤이
급증가하여 아빠와도 눈맞춤이 잘되고 언어표현도 급증가했다고 한
다. 유치원에서도 친구들에게 관심을 보이는 등 전체적인 변화가 빠르
게 나타나 놀랐다고 한다. 그러나 한 달 후 한약 복용을 중지하자 서서
히 다시 퇴행하는 듯하더니 2~3개월 경과하자 원래대로 다시 반응 없는
아이가 되었다고 했다.

　부모는 이제 아이가 치료될 수 있다는 희망이 생겼다며 집중적인 치료
를 희망하였다. 한약을 복용하면 빠르면 일주일 늦어도 한 달 내에 아
이의 호전 반응이 나온다. 그러나 이런 현상이 유지되려면 적어도 6개월
이상은 지속적인 치료를 해야 한다. 가급적이면 2년 이상의 복용을 해
야 안정적인 상태로 지속적인 발달이 이루어지게 된다.

　예나는 집중치료 프로그램을 진행하며 급속한 호전 상태를 보였다.
설날에 할머니, 할아버지에게 "새해 복 많이 받으세요~!"라고 하며 세배
를 하는 모습에 부모는 감동의 눈물을 흘렸다고 한다. 그리고 며칠 전
예나 아빠는 지나가듯 가볍게 이야기를 해주었다.

　"이제는 예나가 TV를 볼 때 소리를 켜고 보고 무서운 소리가 나도 피
하질 않네요."

6장

자폐증과 사회성 증진을 위한 행동수정치료

감각이상이 수정돼도
자폐적인 행동은 지속된다

자폐증에 나타나는 감각처리장애의 메커니즘은 완전히 밝혀지지 않았다. 그러나 뇌간부에서 감각처리가 이루어지는 것은 현대 뇌과학을 통해 이해하고 있다. 뇌간부에서 처리된 감각이 시상을 거쳐 대뇌에 전달되어 시냅스를 형성하기에 대뇌는 고도한 통합판단 명령기관이기 이전에 감각된 정보의 기록기관으로서 작용한다.

뇌를 진화론적으로 보자면 뇌간부는 아주 원시적인 뇌조직이다. 감각기관에서 들어온 정보를 일차적으로 가공 처리하여 반응하는 곳으로 어류나 양서류 수준의 신경조직과 동일한 반응체계를 가진다. 원시적인 뇌에 비하여 현생인류의 뇌는 대뇌피질이 비대해져 종합적인 정보판단과정을 거치기에 감각된 정보에 대한 즉각적인 반응속도가 상대적으로 떨어진다.

자폐 아동을 치료하면서 임상적으로 경험을 해보면 감각처리장애는 비교적 빠른 호전과 변화를 보이게 된다. 아동의 나이에 따라 차이가 많이 나지만 치료 일주일만에 눈맞춤이 정상화되는 경우도 수없이 경험하였다. 이는 아마도 뇌간조직이 발생학적으로나 진화론적으로 원시 조직이라 가소성이 매우 높기 때문일 것이라 짐작하고 있다.

눈맞춤과 호명반응이 호전된 아동들이 여전히 자폐적인 행동을 지속할 때 치료자는 매우 당혹감을 느끼게 된다. 예컨대 눈맞춤을 못하는 아이가 치료를 통해 눈맞춤이 가능해졌는데, 아이가 이제는 눈맞춤을 못하는 것이 아니라 그것을 안 하는 행동 양식을 보이기도 한다. 즉 자신이 필요할 때만 눈맞춤을 시도하고 일반적인 놀이 시에는 여전히 혼자 노는 경향을 보이는 것이다.

이런 현상이 나타나는 이유는 매우 간단하다. 치료를 통하여 변화되는 것은 감각처리능력의 개선일 뿐이다. 대뇌피질에 입력되어 있는 정보는 경험적인 데이터의 기록이다. 당연히 자폐 아동의 대뇌에는 그동안 아이가 세상을 경험한 그 시간만큼의 경험기록이 저장되어 있다. 그 기록은 자폐적인 경험 데이터이다. 즉 자폐적으로 인식하고 자폐적으로 행동해온 데이터인 것이다.

대뇌피질은 데이터 기록기관이면서 명령기관이기도 하다. 기록된 정보를 종합하여 판단을 하고 감각기관에 재차 명령을 내린다. 그 명령의 내용은 경험에 기초한 것이기에 자폐적인 행동 명령을 하게 되는 것이다. 그러므로 자폐 증세를 치료하기 위해서는 감각처리장

자폐, 이거낼 수 있어

애 치료를 넘어서 대뇌피질에 기록된 자폐적인 기록의 수정을 만들 치료가 병행되어야 한다.

이 데이터 기록은 순간적으로 바뀌는 것이 아니다. 이는 역사 기록과도 같은 것이다. 이전의 자폐적인 경험 데이터보다 더 많은 양의 사회적인 경험 데이터가 쌓여야 한다. 그래야 기록정보의 절대량이 자폐적인 데이터양을 넘어서게 된다. 여기에는 아동이 정상적인 행동 경험을 하는 시간이 절대적으로 요구된다.

대뇌의 자폐적인 데이터를 변경시키는 행동수정치료

자폐증 아동의 감각처리장애가 정상화되어도 자폐적인 행동양식을 벗어나기 위해서는 대뇌피질에 새롭게 사회적인 경험이 기록된 데이터가 쌓여야 한다. 데이터가 쌓이는 과정은 대뇌의 변화 과정이다. 즉 새로운 정보를 처리하는 시냅스 구축을 통하여 안정적인 재생이 가능한 정보가 대뇌에 데이터로 입력되는 것이다.

이는 매우 어려운 일이지만 대뇌의 가소성으로 인해 가능하다. 대뇌조직의 변화는 가능하다는 가소성의 원리는 일과적인 자극으로 간단히 발생되지 않는다. 매우 반복적인 경험으로만 가능하다. 예를 들자면 직업이 바뀌면 다루어지는 뇌 영역이 변화한다고 한다. 새로운 직업 활동에 맞게 새로운 시냅스(synapse)들이 만들어지는 것이다. 직업적인 활동이란 거의 하루 종일 활동 자극이 일어난다는 점에 주목해야 한다.

　자폐 치료는 불가능하지는 않지만 매우 어려운 과정을 거쳐야 한다. 그중 가장 큰 어려움 중 하나는 장시간의 사회성 자극이 요구된다는 점이다. 미국에서는 조기 개입으로 자폐를 치료할 경우에도 하루 4시간 이상의 프로그램을 진행할 것을 권유한다고 한다. 이는 최소 시간을 의미할 뿐이지 최대 시간을 이야기하는 것은 아니다. 치료 시간은 더 많이 투입될수록 효과적이다. 자폐가 치료되었다고 보고된 사례들을 보면 치료에 절대 시간이 투입되었다는 것을 어렵지 않게 확인할 수 있다.

　자폐 치료에서는 장시간 사회성 경험을 확대하는 치료가 필요하다는 단순 원칙이 지켜지기가 가장 어려운 듯하다. 특히나 자폐스펙트럼장애 치료에서 사회적 지원이 매우 부족한 한국의 현실에서는 더욱 힘든 일이다. 일주일에 2~3번 언어치료와 감각통합치료로 자폐 치료를 대체하려는 경향을 보이는 것이 현실이다. 일반 아동발달센터만이 아니라 대학병원 수준에서도 제공하는 프로그램 수준이 매우 단시간의 내용뿐이다. 대학병원조차 한정적인 치료 프로그램을 제공하다 보니 그것이 치료의 전부인 양 오해하는 경우가 많다.

　자폐증을 치료하기 위해서는 감각처리능력을 강화하는 치료와 더불어 아동의 사회성발달의 경험 확대에 절대 시간이 투입될 수 있도록 적절한 치료 계획을 세우는 것이 필요하다. 장시간 자극을 단기간이 아니라 2~3년 이상 장기간 투입해야 제대로 된 사회성확대

치료라 할 수 있을 것이다. 경제적인 면도 고려되어야 할 것이며 현실적인 타당성도 검토되어야 하기에 가급적이면 검증된 프로그램으로 계획을 수립하는 것이 중요할 것이다.

자폐적인 행동 양식의
수정과 치료가 가능한 한계 연령

자폐스펙트럼장애 치료에서 조기 발견과 조기 개입이 치료에 효과적이라는 것은 이제 널리 알려진 사실이다. 그러나 나이를 먹은 자폐스펙트럼장애인의 경우에도 치료를 지속할 경우 효과가 없는 것은 아니다. 특히나 감각처리장애 유형의 치료 반응성은 매우 민감하게 나타나서 일정 정도 나이를 먹어도 효과가 있는 것으로 보인다. 필자의 경험으로도 만 9~10세인 중증의 자폐스펙트럼장애 아동을 치료해 보면 눈맞춤과 호명반응이 상승하며 감각추구도 안정화 경향을 보이는 것을 쉽게 확인할 수 있었다.

그러나 자폐증을 완치에 가까운 상태로 치료하여 정상 생활 수준으로 회복시켰다고 보고한 논문에서 치료 대상으로 삼은 한계 연령은 공통적으로 만 7세다. 임상적으로 볼 때 만 7세까지는 완치에 가까운 상태를 치료 목표로 삼을 수 있지만, 만 7세가 넘어가면 정상적인 수준으로의 치료는 어려운 것으로 이해된다.

만 7세가 넘어가면 완치 수준의 회복이 어려운 이유는 두 가지 측면에서 이해될 수 있다. 첫째는 대뇌의 가소성은 뇌간조직에 비하여 매우 떨어진다는 점이다. 나이가 먹은 경우에도 감각장애에 호전 반응이 있는 것은 뇌간조직의 가소성 때문이다. 반면 사회성발달을 담당하는 대뇌조직의 가소성은 뇌간조직에 비해 매우 떨어진다. 게다가 대뇌의 가소성은 아동의 연령에 민감한 연관성을 보인다. 나이가 어릴수록 더욱 왕성한 가소성을 보이기에 치료는 어릴수록 유리한 것이다.

둘째로 행동수정치료에 소요되는 시간이 너무 오래 걸린다는 점이다. 나이가 많을수록 대뇌에 자폐적인 기록 데이터는 많기 마련이다. 3살이면 3년 치 데이터이고 7세이면 7년 치 데이터가 자폐적인 경험으로 기록되어 있다. 치료를 위해서는 입력된 데이터보다 더 많은 데이터를 주입해야 한다. 나이가 많다는 것은 수정해야 할 오류 데이터가 그만큼 많다는 것이다. 그래서 점점 치료가 불가능해지는 것이다.

필자의 경험에 의하면 18개월에서 24개월 사이의 경중 자폐증의 경우는 치료 1~3개월 만에 정상적인 범위로 회복하는 극적인 사례가 적지 않다. 반면 만 3세가 넘은 경우에는 단기간 정상 범위로 진입한 사례가 없다. 1년 정도 치료가 경과하며 정상 범위로 판정되는 경우는 제법 많다. 그러나 만 4세 이후에는 2~3년이 넘는 시간은 지속적으로 소요된다고 여겨진다.

대뇌피질의 더디고 반응성 떨어지는 가소성의 한계를 생각한다면 조기 발견, 조기 개입하는 것은 자폐증을 치료하는 유일한 길일지도 모른다. 적어도 현재까지는 그렇다.

자폐, 이겨낼 수 있어

행동수정치료 ABA의 장단점

ABA란 'Applied Behavior Analysis'의 약자로 우리말로는 응용행동분석이라 번역된다. 필자는 이를 '행동수정치료'라는 용어로 대체하여 사용하고 있다. 이는 동물훈련법을 사람에게 적용시켜 사람들의 문제적 행동을 수정시키는 일종의 훈련적 치료법이다.

ABA를 이용하여 자폐스펙트럼장애를 치료할 수 있음을 입증한 사람은 앞서도 얘기했던 UCLA의 이바 로바스(O. Ivar Lovaas) 교수다. 로바스 교수는 1987년 '어린이 자폐 프로젝트'의 일환으로 진행한 실험의 결과를 미국 『임상심리학저널』에 발표하였다. 그는 자폐 아동 19명을 상대로 치료 프로그램을 2년간 진행했다. 치료는 하루 8시간, 주 40시간 기준으로 강도 높게 진행하였으며 치료자로는 심리학과 학생 및 대학원생들이 참여했다.

그 결과 17명인 89%의 자폐증 아동들에게서 상당한 발전이 있었으며 47%인 9명의 자폐증 아동은 정상 기능에 도달했다고 보고하였다. 반면 치료에 참여하지 않거나 주 10시간 미만만 참여한 비교 대상군에서는 오직 한 명만이 정상적인 교육을 받을 수 있는 상태에 도달했다고 한다.

그러나 이후에 발표된 ABA 치료 효과 논문에서는 로바스의 논문이 과정된 것이라는 비판이 제기되었다. 실제로는 20%가량의 자폐증 아동들만이 정상적인 교육을 받을 수 있는 상태에 도달했다는 주장이 대체로 우세한 것으로 보인다. 통계의 적고 많은 차이는 있지만 그보다 더 의미 있는 것은 ABA 치료법으로 자폐증 아동들의 행동수정이 이루어져 정상적인 교육 활동이 가능해진다는 사실이다. 이 보고 이후로 ABA는 자폐스펙트럼장애를 치료할 수 있는 가장 대표적으로 치료법으로 자리 잡게 되었다.

그러나 ABA 치료가 가진 문제점에 대한 근원적 비판도 만만치 않다. 가장 대표적인 것은 동물훈련법을 기계적으로 인간에게 적용한 것이기에 행동수정은 이루어지지만 사회성발달의 결과로 이어지는 것은 아니라는 것이다. 그로 인해 ABA 치료로 호전된 아이들은 사회적인 행동을 하지만 표정이나 감정표현은 기계적인 행동 양식을 보이게 된다고 한다.

또 다른 비판은 상벌체계를 이용한 훈련적인 치료법이기에 아동학대적인 성격을 가진다는 것이다. 실제로 치료에 참여했던 자폐스펙트럼장애 환자가 성인이 된 이후 자신을 치료한 ABA 치료사를 아동학대죄로 고발한 사건은 유명하다.

필자도 ABA에 무조건 우호적이지만은 않다. ABA 치료를 진행하면 초기에는 기능습득이 이루어지니 아동의 발달이 이루어지는 듯한 착각이 든다. 그러나 장시간 치료 후에도 표정이 없다거나 자기자극추구 현상이 내면으로부터 조절되지 않는 상태를 자주 봐왔다. 이는 결코 자폐증의 본질인 사회성 부족이 치료되는 과정이 아니라 사회적인 행동을 흉내 내는 것에 불과하다.

사회성 습득이 근원적으로 불가능한 중증의 지적장애아동의 경우는 불가피하게 ABA 치료를 하는 게 타당해 보인다. 그러나 일

자폐, 이겨낼 수 있어

반적인 자폐스펙트럼장애의 경우는 ABA 치료를 무조건 권장해서는 안 된다는 것이 필자의 생각이다.

ABA 치료의 기능 개선 효과와 그 한계

다섯 살 준성이는 한 번 보면 잊기 힘들 정도로 강한 인상을 주는 남자아이다. 무표정한 얼굴로 눈은 어딘가를 응시하며, 한시도 가만히 있지 않은 채 뭔가를 향하여 질주하듯 뛰어다녔다. 엘리베이터를 타고 오르내리기를 반복하거나 계단을 오르내리기를 반복하다가도 지나가는 차를 향하여 도로로 뛰어들기도 다반사였다. 아이를 돌보는 엄마는 항시 아이를 챙기느라 기진맥진한 상태였다.

준성이는 엄청난 수준의 감각추구형인 아이였다. 빙글빙글 돌다가 멈추어도 어지럼증을 모르고 빠르게 재차 뛸 수 있었다. 그리고 몸을 부딪혀 다쳐도 아프다는 표정이 전혀 없었다. 이런 상태의 아이들에게 무발화증이 많은데 준성이도 마찬가지였다. 이런 준성이를 상대로 부모가 플로어타임을 하는 것은 어려운 일인지도 몰랐다.

집중치료를 시작하며 준성이는 차분해지는 경향을 보였고, 눈맞춤도 증가했다. 그러나 여전히 착석이 안 되는 준성이의 상태를 본 부모는 실망하여 ABA 치료로 방향을 전환하겠다고 의논을 구하였다. 마침 미국에서 들어온 하루 6시간, 주 30시간짜리 ABA 치료가 론칭될 시점이라 준성이는 그것을 택하게 되었다.

ABA 치료 초기 준성이는 한약치료 병행을 희망하여 한 달에 한 번씩 관찰할 기회를 가질 수 있었다. **ABA 치료의 장점을 반영하듯 준성이는 한 달 만에 내원하였을 때 전혀 다른 모습이었다.** 진료실에서 "준성아 자리에 앉아~!" 하는 엄마 말에 자리에 착석을 하였다. 플로어타임을 할 때 천방지축이던 준성이를 생각하면 전혀 달라진 모습이었다. 이런 준성이의 모습을 부모는 자랑스러워했으며 ABA 치료에 매우 만족해했다.

그러나 준성이의 눈빛은 여전히 불안정하여 시각적인 추구를 지속하는 상태였다. 몸은 착석된 상태지만 준성이의 감각과 내면은 지속적인 감각추구를 하는 상태에서 변화가 없었다. 그러나 엄마가 실망할까 봐 지적은 못했다. 시간이 지나면 이 역시 개선되지 않을까 하는 생각도 들어서 조언은 피했다.

그로부터 1년여가 지나 준성이는 자폐 치료용 한약 복용을 희망하여 다시 내원하였다. 준성이의 사회적인 기능은 매우 다양해져서 고개를 숙여 인사를 하였다. 더구나 무발화를 이겨내고 발화가 이루어져, 자발어는 아니지만 더듬거리는 대로 모방어를 한두 마디 따라하였다. 그러나 **시선 처리가 불안정하여 감각추구를 지속하는 모습은 1년 전과 아무런 차이가 없었다.** 그리고 인사를 흉내 낼뿐 얼굴은 기계와 마찬가지

자폐, 이겨낼 수 있어

로 표정 자체가 없었다.

ABA 치료의 한계를 책이 아니라 실제로 접하고 나서 필자는 충격을 받았다. 아이는 로봇과 같은 행동을 할 뿐이었다. 이런 것이 과연 치료라 할 수 있을까? 하는 강한 의문이 들었다. 이번에는 준성이 어머니에게 문제점을 지적할 수밖에 없었다. 준성이 엄마도 이내 공감을 표하였다. 초기 기능습득이 주던 만족감이 퇴색하고 아이의 무표정한 상태에 안타까움을 표시하였다. 이런 상태라면 시간이 아무리 가도 일반인 흉내를 내는 준성이가 만들어질 뿐 자폐증을 벗어나긴 어려울 것이다.

발달적 놀이치료,
자폐증을 고치는 근원적인 접근법

자폐아를 또 다른 방법으로 치료하여 정상적인 학습과 생활을 가능하게 만들었다는 논문 보고가 있다. ABA적인 접근법을 비판한 소아정신과 의사에 의하여 제기된 논문이다. 조지워싱턴대학의 스탠리 그린스판(Stanley Greenspan)은 'FLOORTIME'이라는 치료법을 체계화하여 1997년 그것의 임상례 분석 논문을 발표하였다.

이 논문은 2~3년간 치료를 진행한 200명의 자료를 분석한 결과 58%의 아동들이 아주 우수한 치료 경과를 보였다고 보고하였다. 우수한 치료 효과라고 분류한 기준은 자폐평정척도인 CARS 검사를 통하여 비자폐적인 범주로 분류된 것을 의미한다. FLOORTIME은 또한 ABA의 치료 효과와는 달리 자폐 아동이 사회적인 관계를 형성하는 데 숙달된 상태를 보였으며 자기몰입과 자기자극 현상이 소실되었다고 보고하였다.

FLOORTIME이란 국내에서 '발달적 놀이치료'로 번역되어 통용되기도 한다. 그러나 FLOORTIME은 기성의 놀이치료와는 철학도 다르고 방법론도 다른데 '발달적 놀이치료'라는 번역은 불필요한 혼동을 만들어내기에 필자는 이 용어를 사용하지 않는다. 필자의 생각에는 '관계강화에 기초한 사회성발달 치료법'이라고 표현하는 것이 정확한 듯하다. 다만 그 진행 방식이 아동 중심적 방법을 채택하여 놀이적인 방식을 이용할 뿐이다.

이 논문은 후향적인 논문으로서 학문적인 가치에는 한계가 있지만, 자폐 아동이 사회적 관계가 능숙해지며 자기자극 현상이 소실되는 방향으로 증세 호전이 이루어졌다는 측면에서 보자면 ABA 치료법에 비하여 보다 근본적인 치료에 닿아 있다고 볼 수 있다.

즉 자폐증 아동이 호전되며 사회성은 여전히 부족한 기능습득자가 되는 것이 아니라 스스로 사회적인 스킬을 이용한다는 점에서 보다 자폐증을 벗어났다는 것이다. 그런 면에서 보자면 FLOORTIME 치료법이 보다 자폐증 치료의 본질에 근접하고 있다고 볼 수 있기에

자폐, 이겨낼 수 있어

필자 역시 FLOORTIME 치료법을 지지하며 환자들에게 권유하고 있다.

다정하고 애정 넘치는 표정으로 변한 인호

앞서 이야기한 준성이가 ABA 치료의 장점과 한계를 보여준다면 인호의 사례는 FLOORTIME 치료의 장점과 한계를 보여주는 사례가 될 것이다. 인호의 치료 사례는 6개월간 공개적인 치료 과정을 거치었기에 필자의 개인 블로그(http://blog.naver.com/begoodskin에서 〈자폐 치료사례~ing〉 '인호 호전변화')에 공개되어 있다.

인호가 나와 함께 치료를 시작한 것은 생후 31개월경이다. 24개월경 소아정신과에서 자폐 성향이 있다고 진단을 받았고, 28개월경 다시 일산병원에서도 검사를 진행하여 자폐증이 있다는 진단을 받았다고 한다. 24개월경 의사의 권유로 놀이치료를 2주간 했는데 반응이나 느낌이 안 좋아 치료를 중지했다고 한다.

인호의 자폐 증세는 아주 어릴 적부터 진행된 것으로 보인다. 엄마의 기억에 의하면 생후 3~4개월부터 엄마가 딸랑이를 흔들어주어도 관심을 보이질 않았다고 한다. 운동발달의 상태가 매우 늦어서 보행이나 뛰기 등이 미숙하고 늦었다고 한다.

당시 인호는 말을 알아듣는 게 거의 없다고 했다. 불러도 반응을 거의 못하고 강압적인 음성에만 반응을 했다. 누나와 형이 있는데 아무런 관심을 보이지 않으며 혼자서 블록 쌓기나 컵 쌓기에만 집중했다. 언어발달도 전혀 안 돼서 "엄마", "아빠"를 말하지 못하는 상태였다.

이런 인호가 6개월의 집중치료 과정을 통하여 현격한 변화를 보이게 되었다. 아래는 치료 5개월째 블로그 기록을 축약해놓았다.

● 자폐증 치료 150일 차 자폐스펙트럼장애 인호의 인터뷰

첫째: 현상적으로는 발성이 많이 늘었다고 한다. 뚜렷한 언어는 아니지만 마치 옹알이를 하듯이 리듬감 있게 중얼거리는 게 많이 늘었다고 한다.

둘째: 놀이가 굉장히 다양해졌다고 한다. 생물에 관심이 없었는데 요즘은 비둘기와 어항의 물고기에도 관심을 가지고 대한다고 한다. 특히 중요한 점은 인형을 들고 나가서 미끄럼을 태워주고 자기도 따라 타며 인형과 같이 논다고 한다. 목욕에도 인형을 같이 가지고 들어가 목욕놀이를 한다고 한다. 인형과 감정을 공유하며 얼굴을 비비고 뽀뽀하는 놀이를 한다고 한다.

셋째: 가족 간의 놀이에서도 자신의 감정 표현이 증가했다고

자폐, 이겨낼 수 있어

한다. 놀이터에서는 둥글게 돌아가는 놀이 기계를 타고
서는 엄마에게 칭찬을 요구하는 몸짓을 한다고 한다.
그리고 엄마에게 같이 타자고 제안도 한다고 한다. 가
족들 눈치를 보기도 하고, 화를 낼 때는 딱 부러지게 눈
맞춤을 지속하며 화를 낸다고 한다.

이런 인호의 변화는 사실 굉장한 것이다. 감정을 교류하고 공감하는
능력을 보여주는 것은 발달단계로는 3단계 즉 18개월가량의 발달단계
다. 이 정도 시기를 잘 넘기면 자폐스펙트럼장애에서 거의 벗어날 수 있
는 기초가 형성되는 것이다.

인호는 말만 늦을 뿐 아이의 이상상태를 알아채기 힘들 정도로 안정적
인 모습이 되었다. 애정 넘치는 교류가 이어지는 아이의 행동은 스스로 자
폐증을 벗어나고 있음을 보여주는 것이다. 지금 같은 패턴을 유지하면 자
폐증을 벗어나는 것이 가능할 것이다. 필자는 자폐아를 이렇게 감정이 풍
부한 아이로 치료하는 것이 자폐 치료의 본질이라 생각한다.

ABA 치료법과 FLOORTIME의 비교

최근 미국에서는 ABA 치료법과 FLOORTIME 치료법의 결합을 주장하는 흐름이 등장하고 있다고 한다. 그러나 두 가지 치료법의 본질을 이해한다면 이것들이 도저히 양립할 수 없다는 것을 알 수 있다. ABA 치료법과 FLOORTIME 치료법을 결합하려는 시도는 좋은 것을 적당히 연결하면 더 좋은 것이 만들어질 것이란 막연한 환상이 구축한 헛된 노력이 아닌가 싶다.

두 가지 치료법은 자폐스펙트럼장애의 본질에 대한 이해의 차이를 가지고 있다. ABA 치료법은 자폐증을 기능장애로 이해한다. 즉 아동이 사회적인 기능을 수행하지 못한다는 것이다. 기능수행장애라는 인식 저변에는 자폐증이 지적장애와 강하게 연계되어 있다는 추정이 깔려 있다. 즉 자력으로 기능습득을 못하는 장애라는 것이다. 그러므로 기능을 집중적으로 가르치는 데 주된 목적이 놓인다.

반면 FLOORTIME의 경우 자폐스펙트럼장애를 감정-정서의 교류장애로 이해한다. 자폐증이 지적장애나 기능습득력의 한계로 만들어지는 게 아니라 근본적으로 감정-정서 교류 능력의 장애로 발생한다고 본다. 즉 타인의 감정과 정서를 이해하지 못하며 타인에게 자신의 감정과 정서를 제대로 전달하지 못하여 사회성 장애가 발생한다는 것이다. 그러므로 치료에서도 기능습득에 중점을 두기보다는 감정-정서의 교류 능력을 향상하는 데 중점을 두게 된다.

교육과정의 목적과 목표도 큰 차이를 나타낸다. ABA의 경우는

자폐, 이거낼 수 있어

실생활에 필요한 기술 목록을 체계화하고 이를 하나씩 습득시키는 데 중점을 두고 있다. ABA 그룹마다 차이가 있지만 3,000~4,000개로 세분화시킨 생활기술 목록을 습득시키는 것을 치료 목표로 한다. 반면 FLOORTIME의 경우는 연령별로 아동들의 사회성 발달단계를 세부적으로 분류하고 각 아동의 발달단계에 맞게 감정-정서를 교류하는 능력을 유도하는 것을 치료 목표로 한다.

ABA 치료법과 FLOORTIME 치료법의 결정적 차이는 주 치료자다. ABA의 경우 주 치료자는 ABA 교육을 이수한 전문 치료자가 맡는다. 반면 FLOORTIME의 경우는 부모가 주 치료자의 역할을 하도록 교육을 받고 가정 내 치료를 실행한다. 자폐 아동들과 감정-정서적 교감능력이 가장 높은 사람은 그 부모들이다. 그러므로 부모가 주 치료사로서 치료에 투입될 때 아동의 사회성발달도 가장 용이한 형태를 띠게 되는 것이다.

이런 차이로 인하여 ABA 치료법은 감정-정서의 변화나 발달이 부족한 채로 기능적인 향상을 보이게 된다. 반면 FLOORTIME의 경우 감정-정서의 변화에 기초하여 사회성 개선이 이루어지며 기능습득은 후에 자연스레 이루어지는 경향이 있다.

엄마의 노력으로 자폐를 벗어난 우진이 이야기

우진이는 27개월 되던 시점에 엄마, 할머니와 함께 필자의 진료실을 찾았다. 우진이는 체구가 매우 작은 아이였는데 누가 봐도 발달상의 이상이 짐작되었다. 표정이 없는 얼굴에 감정이 없는 눈빛, 같은 공간 내의 사람에게는 관심이 없이 자기 관심이 가는 물건만 탐색하는 모습이 전형적인 자폐스펙트럼장애 아동의 모습이었다.

엄마의 설명에 의하면 눈맞춤이 잘 안되고 포인팅도 잘 안 되어 자기가 원하는 것이 있으면 엄마 손을 이끌고 간다고 한다. 어린이집에서는 선생님의 말에 순응을 하지 않는다고 한다. 언어 지연도 있는데 그나마도 "물", "까까", "아파"와 같이 간단한 요구어는 이루어졌는데 어린이집을 다니면서 스트레스 때문인지 최근에는 말 자체를 거의 안 한다고 했다.

전체적인 이야기를 조합해보니 대체로 18개월경을 전후해서 아이가 급속히 퇴행하며 자폐 증세가 진행되는 상태였다. 어린이집을 다니게 돼서 퇴행을 한 것이 아니라 퇴행 시점에 어린이집을 다니게 되면서 문제가 더 폭발적으로 나타나게 된 것이다.

집중적인 치료를 진행하기로 했는데 가장 큰 문제는 주 양육자인 엄마가 한동안 아이를 돌볼 수 없다는 점이었다. 임신 중인 엄마는 태중 상태가 불안정하여 입원하여 절대 안정을 취해야 했다. 그래서 몇 달간 할머니가 주 양육자가 되어야 했다. 주 양육자인 엄마의 상호작용이 플로어타임을 진행하는 데 무척 중요하지만 어쩔 수 없는 조건인지라 일단 치료를 진행하기로 했다.

치료를 진행하며 당연하게 우진이는 급속히 호전되었다. 눈맞춤이 좋아지고 사람에 대한 관심이 증가하고 포인팅이 다시 생기는 등 급격한 호전을 보였다. 그즈음 세브란스병원에서 검사를 하니 CARS 26점, 언어발달지연, 사회적 성숙도 저하로 자폐적 성향이 있는 전반적 발달장애로 분류되었다.

치료 두 달여를 경과하자 초기 급속한 호전이 이루어진 이후 상호작용이나 언어발달에서 정체 현상이 나타나기 시작했다. 치료 초기의 호전은 면역이상과 감각처리능력의 개선으로 인한 것이다. 이는 의료적으로 제공되는 프로그램과 전문적인 치료사들에 의해서 이루어지기에 빠른 호전 반응을 보인다. 이후 상호작용의 발달은 플로어타임을 잘하면 잘할수록 빨라지게 된다. 그러나 어머니의 부재가 우진이의 발달에 걸림돌이었다.

치료 5개월 즈음 엄마가 출산을 하고 집으로 돌아와 우진이와 상호작용을 하자 변화가 빠르게 시작되었다. 우진이 엄마는 플로어타임 내용을 잘 숙지하여 아이와 가정 내 수업을 잘 진행하였다. 그 결과 아이의 언어발달과 사회성발달에서 빠른 호전이 이루어졌다. 치료를 시작한 지 1년이 될 즈음 우진이의 발달 상태에 대한 전체적인 검사를 다시 진행하였다. 기쁘게도 모든 지표는 정상 범주로 평가되었다. 구태여 전문적인 검사가 아니라도 알 수 있었다. 누가 봐도 우진이는 정상적인 아이로 풍부한 표정과 왕성한 언어구사를 하는 상태로 변화된 것이다.

플로어타임에 대한 이해와 접근

FLOORTIME은 매우 정교한 이론체계로 구성되어 있다. 이를 체계화하여 제안한 스탠리 그린스판은 소아정신과 의사이면서 아동 정신발달에 관한 전문가이며 선구자이기도 하다. 심리학이 주도하던 자폐 치료 연구 풍토에 소아정신과 의사로서는 선구자적인 연구 성과를 쌓은 사람이다.

그린스판의 연구 성과는 이미 공식적인 인정 과정을 거치어 권위가 인정되며 학문적인 신뢰도를 획득하였다. 그 결과 아동 발달 기능 평가의 주 도구가 되는 베일리검사 중 사회성평가 측도에 대한 항목은 그린스판 박사가 정리한 내용을 사용하고 있다. 그의 거대한 이론체계를 간단히 소개하기는 힘든 일이다. 이 자리에선 FLOORTIME이 보통의 놀이치료나 보통의 인지치료와 어떤 차이가 있는지에 초점을 두고 설명을 해보겠다.

다른 여러 치료 프로그램과 비교할 때 가장 큰 차이는 자폐스펙

자폐, 이거낼 수 있어

트럼장애 아동을 대하는 태도다. 자폐증 아동의 행동이 장애적인 행동이 아니라 자기 발달수준에 적합한 합리적인 행동을 하는 것이라는 긍정적인 시각을 일관되게 유지한다. 그러므로 비정상적인 행동이라 취급되는 감각추구 현상이나 자기자극 현상조차도 병리적인 현상이 아니라 자폐증 환자 본인에게는 절실하고 절박하게 선택된 행동으로 이해한다. 그러므로 무조건적인 제지가 아니라 이해에 기초한 공감각 형성을 위한 시도를 요청한다.

둘째로는 자폐증 아동들에게도 사회적인 지향이 있다는 믿음을 가지고 있는 것이다. 즉 자폐증 아동이라도 본질에서는 사회적 지향이 존재한다. 다만 그것을 구현하는 감정-정서의 교류 능력 저하가 사회성 발현을 저해하는 것이다. 그러면 자폐증 아동에게서 사회성을 유도하는 원칙은 매우 간단해진다. 아동의 관심 속으로 들어가 공감을 형성하는 것이다. 어른이나 치료자의 관심 속으로 아이를 끌어들이자면 교육이 필요하다. 그러나 아동이 진행하는 관심사 속으로 들어가서 호기심과 관심을 표현하면 아동에게 교육은 필요하지 않다. 이럴 경우 아동의 대부분은 성인의 행동에 관심을 보이고 성인을 대상으로 능동적인 행동 반응을 보이기 시작한다. 이것이 아동의 사회성발달을 유도하는 치료의 시작점이다.

FLOORTIME은 이렇게 아동의 관심과 준비 수준에서 놀이를 시작한다. 그리고 부모는 아동이 주도하는 반응에 리액션을 하는 방식으로 놀이를 진행한다. 정확히 말하자면 부모가 아이와 놀아주는 게 아니라 부모의 리액션이 풍족하니 아이가 부모와 놀아주는 양상을 만드는 것이다.

이런 원칙에서 아이와 놀이를 지속하면 아이는 부족한 감정-정서의 교류 능력을 점차 획득하게 된다. 그리고 FLOORTIME 과정을 통하여 감정-정서 교류 능력이 점차 향상되게 된다. 그러면서 많은 아이들이 자기 힘으로 점차 자폐성 장애와의 이별을 준비한다. 선생이나 타인의 도움이 아니라 자신의 힘으로….

이 과정이 자폐스펙트럼장애를 극복하는 FLOORTIME의 원리이다. 정확히 말하자면 치료사나 부모가 아이를 발전시키는 것이 아니라 아이 스스로의 힘으로 발전해 가는 자가치료의 메커니즘을 과학적으로 구현한 교육 시스템인 것이다.

치료 사례 16

숫자만 좋아하는 규찬이의 플로어타임

규찬이는 36개월 된 남자아이다. 체구가 작은 규찬이는 자폐 성향이 의심되어 치료차 내원한 아이다. 다행히도 부모님이 초등학교 선생님인지라 아이의 이상증세를 빠르게 포착하여 조기 치료를 진행할 수 있었다. 치료를 시작하고 얼마 후 모 대학병원에서 CARS 검사상 30점으로 평가되어 자폐성장애 진단을 받았다.

자폐, 이겨낼 수 있어

처음 내원 시에는 호명반응과 눈맞춤도 잘 안 되며 어린이집에서도 혼자만 노는 아이였다. 혼자서 책 속의 이야기를 알아들을 수 없는 발음으로 중얼거리기를 지속하였다. 특히나 규찬이는 숫자를 매우 좋아하는 아이였다. 모든 행위에서 숫자를 세어서 몇 개인지 몇 번인지를 확인해갔다.

치료를 시작하자 규찬이의 감각장애는 빠르게 호전되었다. 눈맞춤과 호명반응도 개선되었으며, 다른 사람의 행동이나 말을 주시하는 시간도 길어졌다. 이렇게 감각처리장애가 안정되면 이후 치료에서는 플로어타임을 잘해주는 게 자폐 성향을 벗어나는 데 중요하다. 상호작용의 횟수와 질을 높여야 아이의 사회성발달이 원활하게 이루어진다. 이 상호작용을 아동 주도의 발달적 놀이로 전환한 것이 플로어타임 치료법이다.

플로어타임은 이론적으로는 매우 간단하지만 실제로 구현할 때는 다양한 어려움이 따른다. 규찬이의 경우 부모는 아이가 숫자에 집착하는 것을 매우 우려하였다. 그래서 규찬이의 관심을 다른 것으로 전환시키려 애를 쓰다 보니 그로 인하여 아이와 항시 긴장 관계가 만들어지고는 하였다. 이런 식으로 아이의 관심 사항에 옳고 그름을 단정해서는 아이의 의욕이 저하되고 플로어타임이 진행되지 못한다.

필자는 아이의 침 치료 시 간단하게 숫자를 이용한 플로어타임을 시도하였다. 규찬이는 일, 이, 삼, 사, 오, 육, 칠… 하고 순서대로 숫자를 세는데 필자는 역으로 십, 구, 팔, 칠, 육… 하며 거꾸로 숫자를 나열하였다. 그랬더니 규찬이는 눈을 동그랗게 뜨고는 필자와 마찬가지로 숫자를 거꾸로 세기 시작하였다. 몇 번을 틀리면서도 즐거워하며 반복적으로 그것을 시도하였다. 필자가 함께 리듬을 맞추어 거꾸로 세기를 해주자 우리 사이에는 지속되는 눈맞춤과 공감이 형성되었다.

거꾸로 세기가 능숙해질 즈음 필자는 한 자릿수 건너뛰기를 놀이로 시도하였다. 일, 삼, 오, 칠, 구… 하고 나열을 하니 새로운 규칙에 강한 집중력을 보이고 숫자를 이용한 상호작용을 길게 가져갈 수 있었다. 한동안 규찬이는 침 치료를 받는 동안 숫자를 이용한 플로어타임으로 즐거운 상호작용놀이를 할 수 있었다. 이후 규찬이는 필자에게 오면 눈을 뚫어지게 바라보며 새로운 놀이를 해주길 기대하였다.

이런 숫자놀이 방식은 다양한 방식으로 변형시켜 무한정으로 확대해 갈 수 있다. 계단을 오르내리며 숫자 세기를 놀이화할 수도 있다. 문제의 열쇠는 아이의 주도권을 살려주고 그것을 재밌는 놀이로 만들어주는 것이다.

자폐, 이거낼 수 있어

미국과 한국의 플로어타임 현황 비교

미국의 자폐증 치료에서 FLOORTIME 방식은 ABA에 비하면 비주류의 위치를 점하고 있다. ABA에 비하여 체계화된 보고가 15년가량 늦은 것이 현실이라 선발 주자와는 격차가 있다. 그러나 학문적인 타당성과 치료 결과의 객관성, 정합성으로 인하여 매우 신뢰성 있는 치료 방식으로 공인되고 있다.

미국에서는 'ICDL'이라는 단체와 '그린스판연구회'라는 단체가 FLOORTIME을 체계적으로 보급하기 위해 노력 중이다. 그 결과 FLOORTIME 방식으로 자폐증을 치료할 수 있는 치료사들이 대거 배출되고 있다. 하루에 2~4시간가량 FLOORTIME 방식으로 치료를 진행하는 곳이 늘어나고 있으며, 언어치료사·작업치료사들 중에도 FLOORTIME 방식으로 언어치료와 작업치료를 진행하는 결합형 치료사들이 늘고 있다.

반면 한국의 현실은 여러모로 턱없이 부족한 게 사실이다.

FLOORTIME 치료법의 비판 대상이 되는 ABA 치료법조차 한국에 제대로 정착하지 못한 점을 고려하면 FLOORTIME 치료법의 정착은 매우 요원한 게 현실이다.

몇 곳에서 선각자식으로 FLOORTIME을 시행하고 있기는 하다. 그러나 그 치료센터들은 매우 심각한 어려움을 호소하고 있다. 개중 가장 많은 것이 부모가 아동과 접촉하는 태도를 교정하기가 매우 힘들다는 것이다. 아동 중심적인 생활과 육아 환경은 한국의 전통과는 너무나 멀다. 이런 한계가 치료의 효율을 떨어트리게 한다.

한국의 현실에 FLOORTIME 치료법을 정착시키기 위해서는 부모들의 선각적이며 선진적인 태도 변화와 인식 변화가 필요하다. 아이를 가르쳐야 아이가 바뀌는 것이 아니라 아이에게 어른이 배워야 아이가 바뀐다는 단순하면서도 혁명적인 원칙이 재삼 강조되어야 할 때이다.

한국의 놀이치료의 문제점

자폐스펙트럼장애 치료에서 FLOORTIME 치료의 중요성은 매번 강조해도 부족함이 없다. 자폐 아동의 부모와 자폐스펙트럼장애 치료 상담을 하다 보면 FLOORTIME을 일반 놀이치료와 혼동하는 경우가 많다. 누군가 한국어 번역을 '발달적 놀이치료'라고 했기 때문에 빚어진 혼동이 아닌가 싶다.

이 혼동은 부모 탓만은 아니다. 아동심리센터 여러 곳에서 심리상담사가 자폐증 아동을 상대로 놀이치료를 진행하는 경우가 많기 때문이다. 정확하게 자폐증이라는 진단이 내려진다면 놀이치료는 효과가 거의 없다고 봐야 한다. 그러나 일반 심리센터에서는 자폐증 아동들에게 놀이치료를 진행하는 곳이 적지 않다.

소아정신과 의사 중에서도 심리학적 치료법에 경도된 의사들이 자폐증 아동들을 대상으로 놀이치료를 처방하는 경우도 적지 않

자폐, 이겨낼 수 있어

고 그래서 혼란이 더욱 부채질되는 듯하다. 그러나 심리학에서 말하는 놀이치료와 소아정신과 의사인 그린스판에 의하여 주창된 FLOORTIME은 근본적으로 다르다.

'놀이치료'의 정확한 명칭은 '놀이를 이용한 심리치료'다. 정의를 말하자면 다음과 같다.

> 심리적인 갈등이 생기고, 해소되지 않은 갈등은 계속 그 사람의 정서 및 행동에 영향을 주며 정서 및 행동상의 문제로 진전되기도 한다. 이러한 인간 내면의 갈등과 무의식과 관련된 문제를 다루는 것이 정신 치료. 하지만 아동은 언어적 표현이 미숙하여 대화보다 놀이를 통해 자신의 감정을 표현하고 과거 일을 설명하면서 갈등을 해결해 나갈 수 있다. 따라서 아동의 정신 치료에서 놀이는 필수적이다. *

즉 놀이치료란 심리적 갈등에서 발생하는 문제를 해결하기 위해 갈등 해소에 기초하여 정서 행동교정을 목표로 한다. 그러나 자폐스펙트럼장애는 심리적인 갈등에서 생기는 것이 아니다. 뇌 신경학적인 발달이상에 의하여 나타나는 것이다. 그러므로 보통의 놀이치료에 의한 치료 대상이 될 수 없다.

FLOORTIME은 아동의 발달단계를 높이기 위하여 놀이라는 방

---

*출처 '네이버 지식백과'(서울대학교병원 의학정보, 서울대학교병원).

식을 이용할 뿐 놀이치료나 심리치료와는 관련이 없다. 자폐 치료의 원칙에 철저히 입각해 있으며 그로 인해 매일 4시간 이상 수업을 진행할 것을 요구한다. 한국에서 진행되는 놀이치료의 대부분은 자폐증 아동들의 치료에 큰 의미를 가지기 어렵다는 것을 직시해야 한다.

한국의 ABA 치료의 문제점

ABA 치료법은 자폐스펙트럼장애 아동들도 정상적인 생활을 할 수 있도록 치료 가능하다는 것을 세상에 최초로 공표했다. 그 후 여러 비판이 있었지만 현재까지 가장 주류가 되는 치료법으로 자리 잡고 있다. 필자는 ABA가 자폐증을 본질적으로 치료하는 치료법이 될 수 없다는 생각을 가지고 있다. 정확히는 이런 치료법을 반대한다. 그러나 불가피한 경우, 주로 지적장애가 심각한 경우에는 ABA 치료법이 큰 도움이 될 수 있다고 생각한다.

백번 양보하여 ABA 치료법이 훌륭하다고 해도 한국의 현실은 너무 암울하다. 정확히 말하자면 ABA 치료를 하고 있다기보다는 ABA 치료의 흉내를 내고 있다고 봐야 할 것이다.

가장 먼저 문제가 되는 것은 치료 시간이다. ABA에 의한 자폐증 치료를 최초로 보고한 로바스 박사의 실험 사례에서는 하루 8시간, 주 40시간을 집중치료하여 논문의 성과를 이룩하였다. 그 후 하루 6시간으로 치료한 논문도 나와 주 30시간 치료까지 용인되는 것이

ABA의 원칙이다. 한마디로 표현하자면 절대 시간이 투입돼야 성과가 나오는 치료법인 것이다.

한국에서 ABA 치료를 진행한다는 곳은 많다. 그러나 대부분은 주 2회 하루 1~2시간을 경과할 뿐이다. 일주일에 2~4시간을 투입하는 것이 한국의 ABA 치료법이다. 이런 치료법이 근본적인 효과를 가질 리 없다. 그러나 수많은 아동발달센터가 자성 없이 이런 치료를 진행한다. 심지어는 대학병원에도 그렇고, 병원급 입원치료에서도 그러하다. 이쯤 되면 ABA 치료를 하고 있다기보다는 ABA를 한다고 생색을 내는 게 아닌가 의심이 들기도 한다.

최근 들어 이런 문제를 극복하고자 하루 3~4시간 이상을 투입하는 ABA 치료센터가 몇몇 곳에서 등장하고 있다. ABA 치료를 내세운 이전의 센터들에 비한다면 백배나 발전된 곳의 등장이라 반갑다. 그러나 의문은 여전히 남는다. 미국의 ABA 수준에 근접해 있는가 하는 것이다.

ABA 치료법은 매우 실전적이며 현장성이 중시되는 치료법이다. 그러므로 책 몇 자를 읽고 ABA 치료사가 되었다고 주장한다면 이는 어불성설이다. 한국 내에 집중적인 ABA 치료 프로그램이 신뢰를 얻으려면 두 가지 과정이 필요하다.

첫째는 간단한 방법으로 미국의 검증된 ABA 센터에서 교육된 인원이 치료를 진행하는 방법이다. 그러나 대부분 한국의 ABA 센터는 자국 대학의 학문적인 성과에 기반 한 듯하다. 그렇다면 둘째 요건은 성립이 돼야 한다. 둘째는 자체 ABA 치료법으로 자폐 아동들을 호전시킨 임상 논문이 발표된 적이 있어야 한다. 그러나 필자는 한국에서 자폐증 호전을 만들어냈다는 규모 있는 임상 논문을 본 적이 없다. 대규모 논문이 있는데 필자가 접하지 못한 것이길 바란다.

한국에서 플로어타임 시행하는 곳

미국에서 FLOORTIME 치료법은 ABA에 비한다면 후발주자이며 비주류인 듯하다. 그러나 원리와 이론의 타당성으로 인해 영향력이 급성장하고 있다. 반면 ABA 치료법조차 정착이 안 된 한국에서 FLOORTIME의 정착 상태는 걸음마 수준에 불과하다.

일부 양방 클리닉에서 FLOORTIME 처방이 이루어지고 있는데 이 역시 주 2회 짧은 시간 이루어지는 치료 시스템이다. 일부 언어치료사들이 FLOORTIME을 도입했지만 이 역시 언어치료의 연장으로만 진행되는 듯하다.

FLOORTIME이 제대로 시행되자면 부모는 하루 2시간 이상의 수업을 가정 내에서 실행해야 한다. 그리고 부모가 진행하는 FLOORTIME 과정에 대한 실제적인 검증과 코칭 시스템이 구비되어야 한다. 부모가 실행하고 전문 치료사에 의하여 부모 코칭이 진행되는 곳이 진정한 FLOORTIME 치료센터인 것이다.

필자가 알고 있는 정보에 의하면 국내에서 단 한 곳만이 이런 원칙을 충실하게 지키며 치료를 진행하고 있다. 토마토아동발달연구소 (http://tomatobrain.co.kr)가 그곳이다. 후에는 다양한 치료센터들이 플로어타임 치료법을 자폐증에 적용할 것이라 기대한다. 그러나 현실은 요원하며 아직 그 치료 혜택을 받을 수 있는 곳은 아주 제한되어 있어 안타깝다.

7장

자폐스펙트럼 장애의 치료 가능성과 미래

감각처리장애의 가소성과 치료 전망

자폐스펙트럼장애가 진행되고 악화되는 것은 감각처리장애가 근본 원인임을 앞서 지적한 바 있다. 역으로 자폐스펙트럼장애가 호전되는 과정은 감각처리능력의 강화 과정이기도 하다. 그러므로 자폐스펙트럼장애의 치료 가능성을 높이는 중요한 방법 중 하나는 감각처리능력을 정상화하는 정교한 치료 체계를 갖추는 것이다.

그러나 아직 인류는 인간의 뇌에서 어떤 과정을 거치어 감각처리와 감각통합이 이루어지는지 명확히 알고 있지 못하다. 뇌간조직에서 감각처리가 이루어진다는 대략적인 인식이 있을 뿐이다. 감각의 과민과 과둔이 이루어지는 원인은 무엇이고, 감각의 분리 현상이 나타나는 원인이 무엇인지 정확히 알고 있지 못하다.

정확한 메커니즘을 알지 못하는 상태에서 다양한 감각처리능력 강화법들이 등장하고 있다. 아직 의학적으로 치료 효과가 정확히 인정되지 않지만 자폐아를 둔 부모들에 의하여 구전되며 유통되는 다양한 치료법들 역시 감각처리능력의 개선에 부분적으로 효과를 보이는 것들이다. 과학적인 메커니즘을 알지 못하는 가운데 다양한 치료법이 홍수처럼 범람하는 상태인 것이다.

정확한 이론적 토대 없이 다양한 감각처리능력 강화 프로그램이 등장할 수 있는 이유 중 하나는 감각처리의 프로세싱을 담당하는 뇌간부 조직의 신경가소성이 매우 높기 때문일 것으로 추정된다. 즉 적절한 자극이 반복되는 것을 통하여 감각처리능력의 호전이 이루어지는 것은 그만큼 가소성이 왕성함을 방증하는 것이다.

자폐증을 고칠 수 있다는 희망과 가능성은 바로 이 뇌간조직의 왕성한 가소성에 있다. 이후 뇌간의 감각처리 시스템의 정교한 이해와 분석이 이루어진다면 아주 체계적으로 자폐증의 감각처리를 정상화할 수 있을 것이라 기대된다.

뇌−면역치료의 가능성 확장

자폐증의 원인이 되는 감각처리능력의 이상 발생은 뇌 면역 활동의 이상 현상에서 비롯한다고 추정된다. 그러므로 뇌 면역 활동의 이상상태를 안정화하는 뇌−면역치료법이 등장한다면 자폐증 치료는 획기적인 전기를 맞이하게 될 것이다.

최근 보도에 의하면 장내 세균종의 조성 변화를 통한 자폐증의 치료가 시도되고 있다고 한다. 미네소타대학 연구팀 등은

『Microbiome』지에 밝힌 새로운 연구 결과에서 장내 미생물의 조성 변화로 자폐증의 치료가 가능함을 주장하였다. 생후 7~16주 된 자폐 계통의 질환을 앓는 아이들에게 2주간 항생제를 투여하고 장을 세척한 후 건강한 기증자의 배변 미생물을 이식하였더니 장기적인 치료 효과가 나타났다는 것이다.

또한 자폐증의 원인으로 항생제 과남용을 지적하는 주장도 등장하고 있다. 항생제 사용 이후 자폐증을 보이는 아이들이 늘고 있다는 것이다. 이 주장에 따르면 항생제 사용에 의하여 장내 미생물의 조성이 깨지면 자폐증을 유발하는 이상 세균이 증식한다는 것이다.

이런저런 주장들이 등장하고 있지만 아직 명확하게 정리된 바는 없다. 그러나 뇌 면역 활동-장내 세균종의 축이 연결되어 자폐증의 증상 발생과 악화가 진행된다는 것은 점차 명확해지고 있다. 이런 메커니즘이 보다 분명해진다면 우리는 내복약만으로 자폐증을 쉽게 완치시키는 시대에 진입하게 될 것이다.

컴퓨터 뇌파 입력기의 가치

2017년 5월 19일 페이스북은 사용자의 마음을 읽는 기술의 개발을 시작했다고 발표했다. 인간의 뇌를 곧바로 컴퓨터에 연결하는 '두뇌-컴퓨터 인터페이스' 개발 작업을 벌이기 시작했으며 이를 2년짜리 프로젝트로 진행한다고 한다. 이 기술이 성공하면 머릿속으로 생각한 단어를 컴퓨터에 분당 100개 입력할 수 있게 된다고 한다. 생각할 때 발생하는 뇌파를 이용하는 것인데 이는 현재 스마트폰에 손가락으로 입력하는 것보다 5배 빠른 수준이다.

또 다른 첨단기업인 테슬라에서는 유사한 신기술 개발을 위해 '뉴럴 링크'를 설립하여 운영한다고 한다. 테슬라 측에서 연구하는 방향은 페이스북과 차이가 있다. 뇌파를 이용한 입력장치가 아니라 사람의 뇌에 초소형 칩을 심어 컴퓨터와 연결하는 방식의 기술을 개발하고 있다고 한다.

페이스북이건 테슬라건 기술 개발이 이루어진다면 이는 자폐스펙트럼장애인들에게는 매우 획기적인 소식이 될 것이다. 자폐스펙트럼장애인의 사회성 장애에서 가장 큰 걸림돌이 되는 것은 언어장애다. 심한 경우는 무발화가 있기도 하지만 언어가 조금 가능한 경우도 언어표현을 매우 힘들어한다.

이들 중 상당수는 언어적인 인식이 상당한 수준에 이른 경우가 대부분이다. 즉 수용언어 능력은 매우 좋은데 표현언어 능력이 떨어지는 것이다. 이 장애는 혀를 움직이고 조정할 수 있는 능력이 제한된 경우가 많다. 그러므로 문자판을 이용하여 의사소통을 하는 자폐인도 많은 것이다.

이런 자폐스펙트럼장애인에게 뇌파를 이용한 컴퓨터 입력 기술은 획기적인 전기가 될 것이다. 구태여 혀를 움직여 말을 하지 않아도 컴퓨터 자판을 이용하여 의사소통이 가능해질 것이다. 자신의 의사를 상대에게 정확히 전달할 수만 있다면 자폐스펙트럼장애가 가지는 어려움의 대부분이 해소될 것이다.

한 걸음 더 나아가 입력된 문자를 음성으로 전환하는 것은 어려운 일이 아닐 것이니 뇌파를 이용한 음성 대화도 가능해질 것이다. 뇌성마비로 보행장애가 있는 경우 근래에는 전동휠체어를 이용하여 제법 자유롭게 이동을 하고 있다. 이와 유사하게 자폐증을 앓고 있어도 언어 제약이 거의 없는 상태가 머지않은 시간에 이루어질 것이다.

그러니 무발화로 어려움을 겪는 자폐증 아이를 둔 부모들에게 희망을 놓지 말라는 조언을 주고 싶다.

> "머지않은 시간에 당신의 아이들은 기계를 이용해서라도 유창하게 이야기를 할 수 있을 것입니다. 그러니 지금 아이를 말을 하는 아이라 생각하시고 끝없이 언어 자극을 주셔야 합니다."

자폐 치료의 미래

필자는 수많은 자폐스펙트럼장애를 경험하고 연구하며 알아갈수록 자폐증은 병이 아니라는 생각이 뚜렷해진다. 필자는 자폐아동을 둔 부모들에게 다음과 같이 이야기한다.

> "자폐스펙트럼장애아들은 천재가 되기 위해서 태어난 아이들입니다. 아이들의 전두엽 뇌세포는 일반인에 비하여 아주 우월합니다. 고도능력을 보이는 뇌 영역이 발달하다 보니 뿌리

가 취약해지듯이 원시적인 뇌간조직에서 감각처리능력에 취약
성이 만들어진 것입니다."

자폐 아동들은 우월한 잠재적 능력을 갖추고 태어난 아이들이다.
다만 면역이상에 의하여 유발된 감각처리이상이 아이들을 자폐적인
세계에 고립시키고 있을 뿐이다. 이 고립이 풀리게 되면 아이들은 엄
청난 능력을 보여줄 것이다. 다행히 자폐증이 가지는 근본적인 문
제점은 머지않은 시간에 해결될 것이다. 그리고 아이들의 능력이 꽃
피울 수 있는 새로운 시대가 열릴 것이다.

실리콘밸리에 있어야 할 사람들, 연구소에서 데이터 분석을 하며
새로운 이론을 정립해야 할 사람들이 바로 자폐증 아이들이다. 아
이들은 치료 후에도 여전히 감정처리에 미숙할 것이다. 그래서 거짓
말을 하기 힘들 것이며 남을 속이기도 매우 어려울 것이다. 매우 진
실하고 또 데이터 처리능력에서는 매우 우월한 아이들로 활동하게
될 것이다. 그리고 이 아이들이 우리 인류에 산적한 문제를 푸는 주
역이 될 것이다.

자폐스펙트럼장애 아동들은 인류의 미래를 위해 하늘이 준 축복
일지도 모른다는 생각을 하게 된다.

용어 색인

자폐, 이겨낼 수 있어

인명 색인

자폐, 이거낼 수 있어

이 도서의 국립중앙도서관 출판예정도서목록(CIP)은 서지정보유통지원시스템 홈페이지
(http://seoji.nl.go.kr)와 국가자료공동목록시스템(http://www.nl.go.kr/kolisnet)에서
이용하실 수 있습니다. (CIP제어번호: CIP2017023270)

자폐증·아스퍼거증후군 완전정복을 위한 통합치료 지침서

자폐, 이겨낼 수 있어

ⓒ김문주

초판 1쇄 발행 2017년 9월 25일

초판 3쇄 발행 2022년 5월 20일

지은이 김문주

펴낸이 조동욱

편집 이현호

펴낸곳 와이겔리

등록 2003년 5월 20일 제300-2003-94호

주소 03057 서울시 종로구 계동2길 17-13(계동)

전화 (02) 744-8846

팩스 (02) 744-8847

이메일 aurmi@hanmail.net

블로그 http://blog.naver.com/ybooks

인스타그램 @domabaembooks

ISBN 978-89-94140-24-7 03510

＊책값은 뒤표지에 있습니다.

＊잘못 만들어진 책은 바꿔 드립니다.